Elisabeth Lukas

FREIHEIT UND GEBORGENHEIT

Süchten entrinnen
Urvertrauen gewinnen
3., erweiterte Auflage

Heilkunst und Lebenskunst
in der Logotherapie

Band 6

Elisabeth Lukas

FREIHEIT UND GEBORGENHEIT

Süchten entrinnen
Urvertrauen gewinnen

3., erweiterte Auflage

EDITION LOGOTHERAPIE
PROFIL VERLAG

Anschrift der Autorin:

Dr. Elisabeth Lukas
Marktplatz 17
A-2380 Perchtoldsdorf bei Wien
Österreich

Das vorliegende Buch ist die dritte, erweiterte und aktualisierte Auflage des Titels "Freiheit und Identität. Logotherapie bei Suchtproblemen" (ISBN 978-3-89019-578-0).

Bibliografische Information der Deutschen Bibliothek:
Die Deutsche Bibliothek verzeichnet diese Publikation in der Deutschen Nationalbibliografie, detaillierte bibliografische Daten sind im Internet über http:/dnb.ddb. de abrufbar.

Umschlaggestaltung und Satz: 10takel design
Druck und Bindung: PBtisk, s.r.o. Príbram
Printed in the EU

ISBN 978-3-89019-669-5

Inhalt

TEIL I – Süchten entrinnen

TEIL II – Urvertrauen gewinnen

TEIL I
Süchten entrinnen

Logotherapie und Suchtprävention

Für fast jede Erkrankung gibt es *Risikofaktoren*, die den Ausbruch der Krankheit begünstigen, und *protektive Faktoren*, die den Krankheitsausbruch eher verhindern. Untersucht man einen Krankheitsverlauf retrospektiv, findet man gewöhnlich die Risikofaktoren, die (vermutlich) zur Krankheit geführt haben, aber nicht die protektiven Faktoren, die vielleicht ebenfalls vorhanden gewesen sind, wenn auch in unzureichendem Maße oder ungenützt.

Analysiert man z. B. den Lebenslauf von Personen, die wegen asozialen Verhaltens auffallen, stößt man oft auf Milieuschäden in ihrer Kindheit, und die Schlussfolgerung liegt nahe, dass zwischen beidem ein Zusammenhang existiert. Dennoch wäre es voreilig, dem Risikofaktor „Milieuschäden" sogleich ursächliche Bedeutung zuzusprechen. Erforscht man nämlich im Unterschied dazu einen Krankheitsverlauf prospektiv, dann entdeckt man auch die protektiven Faktoren, die trotz Krankheitsrisiken zum Gesundwerden und Gesundbleiben verhelfen können. Beobachtet man etwa die Entwicklung milieugeschädigter Kinder über einen längeren Zeitraum, stellt man überrascht fest, dass ca. 50 % von ihnen zu normalen Erwachsenen mit unauffälligen Verhaltensweisen heranreifen, und dies mit und ohne psychotherapeutische Behandlung. Bei psychoreaktiven Störungen in der Kindheit liegt (lt. Prof. Remschmidt,

Marburg) die Rate der Spontanremissionen sogar noch höher, bei 60–80%. Demnach haben die protektiven Faktoren die Kraft, die durch die Risikofaktoren erhöhte Wahrscheinlichkeit für einen Krankheitsausbruch wieder zu senken.

Letztlich kommt es weniger auf das Vorhandensein von Risikofaktoren bzw. auf das Fehlen von protektiven Faktoren an, als vielmehr auf das *Verhältnis beider Faktorengruppen zueinander*. Überwiegen die Risikofaktoren, besteht akute Krankheitsgefahr, überwiegen die protektiven Faktoren, kann sich die gesunde Lebensstruktur durchsetzen. Wollen wir folglich Risikofaktoren eruieren, müssen wir sie an krankgewordenen Menschen (und den Stressoren in ihrem Leben) ermitteln; wollen wir hingegen protektive Faktoren erheben, müssen wir uns an gesundgebliebenen Menschen (und ihrem seelischen „Schutzdach") orientieren.

Bezüglich der Suchtproblematik sind bisher zahlreiche Risikofaktoren bekannt geworden. Frühkindliche Deprivation, schwaches Selbstvertrauen, geringe Frustrationstoleranz, Verführung und falsche Leitbilder werden als hauptsächliche Wegbereiter genannt. Über- und Unterforderungen, Enttäuschungen, Liebeskummer, Angeberei und allgemeine Labilität beschreiben den Werdegang üblicher Suchtkarrieren. Dazu gesellen sich Stimmen aus der Fachwelt, die auf genetische Erblasten hinweisen, sowie medizinische Befunde, die Organvariablen nicht ausschließen. Zweifellos reagiert der Organismus des Suchtkranken anders auf das Suchtmittel als der Organismus des Nichtsüchtigen; umstritten ist nur, ob bereits vor oder erst nach dem Suchtmittelmissbrauch.

Das alles ist für die Suchtprävention wenig ergiebig. Will sie effizient sein, darf sie sich nicht darauf konzentrieren, bloß ihr Bestes zur Vermeidung derartiger Risikofaktoren zu leisten, sondern muss parallel dazu dem schleichenden Schwund protektiver Faktoren in der Bevölkerung Einhalt zu gebieten versuchen. Sie muss – neben der Anprangerung des Gefährdenden – darum bemüht sein, das Schützende zu akzentuieren und *über* das Gefährdende zu stellen. Ihre Aufgabe ist es, am Verhältnis des Krankmachenden zum Gesunderhaltenden in positiver Weise zu „drehen", so dass menschliche wie gesellschaftliche Katastrophen bereits im Keim erstickt werden, anstatt später in ihrer Ausuferung bedauert zu werden. Prävention ist in erster Linie Beschäftigung mit den Aspekten des Gelingens, die dem Misslingen überzuordnen sind.

Hier taucht die Frage auf, welche geistig-seelischen Elemente den Menschen wohl vor (Sucht-)Krankheit zu bewahren vermögen. Dazu hat der Wiener Neurologe und Psychiater *Viktor E. Frankl* (1905–1997) im Rahmen der von ihm begründeten *Logotherapie* brisante Thesen entworfen und an der Praxis überprüft. Ihm zufolge strebt der seelisch stabile, gesunde Mensch eigentlich und ursprünglich nicht nach Glück, sondern nach Sinn. In der Hinwendung zu einer faszinierenden Sache, einem selbstgesteckten Ziel, einem Werk oder einem geliebten Menschen wird das eigene Dasein als sinnvoll und das Leben als lebenswert erlebt. Das Glücklichsein stellt sich dann eher in Form einer Nebenwirkung ein. Und sollten Passagen des Unglücklichseins dazwischenkommen, können sie tapfer ausgehalten werden im Wissen um das Trotzdem-Sinnhafte des eigenen Handelns und Wirkens.

Wer etwas kennt, das seiner Kraft bedarf und ihrer wert ist, dem fließt auch Kraft zu.

Dies bedeutet, dass der Mensch in dem Maße glücklich – und sogar leidensfähig! – wird, als er Sinngehalte entdeckt, die sein Leben bereichern und erfüllen. In demselben Maße besitzt er protektive Faktoren der Freude und Energie, die ihn in Krisenzeiten „hochziehen" und im Alltag aufrecht erhalten. Ein Leser meiner Bücher brachte dies einmal in einem Brief an mich klar zum Ausdruck. Er schrieb:

„Ich bin alkoholabhängig, lebe aber seit über einem Jahr abstinent. Der entscheidende Anlass, etwas gegen die Sucht zu tun, kam nicht aus den verschiedenen Therapien, die ich mitgemacht habe, sondern aus dem Leben. Meiner Frau, die mich u. a. wegen meines exzessiven Alkoholkonsums verlassen hatte, ging es schlecht und ich wollte meinen Arbeitsplatz erhalten, um sie und unsere Tochter unterstützen zu können. So bin ich abstinent geworden. Die Therapeuten haben mir immer eine Portion 'Egoismus' einreden wollen, doch damit konnte ich nichts anfangen. Wozu sollte ich dem Alkohol entsagen? Um meinem Egoismus zu frönen? Ich verachtete mich sowieso wegen meiner verdammten Schwäche. Als dann das mit meiner Frau passierte, sah ich plötzlich einen Sinn darin, gesund zu werden. Das hat mir bis heute Kraft gegeben. Jetzt kann ich die Schuld abtragen, die ich auf mich geladen habe. Ich bin ein anderer Mensch geworden."

Wir sehen, die therapeutische Stimulation zur (egoistischen) Durchsetzung eigener Bedürfnisbefriedigung hat im obigen Fall nichts gebracht. Wir dürfen annehmen, dass sich der Briefschreiber bereits während der Zeit seines steigenden Alkoholkonsums viel zu viel nach seinen jeweiligen Bedürfnissen, und viel zu wenig nach dem jeweiligen Sinn der Situation gerichtet hat. Sonst hätte er noch vor dem Auseinanderbrechen seiner Ehe den Sinn einer „Notbremsung" erkannt und sich bemüht, trocken zu werden, nicht zuletzt, um seine Familie zu retten. Aber erst als seine Frau und seine Tochter in Gefahr gerieten, wurde ihm jener Sinn bewusst und schenkte ihm (als protektiver Faktor) die Kraft zur Abstinenz.

Die suchtpräventiven Möglichkeiten der Logotherapie *Viktor E. Frankls* sind demnach an drei „Hilfspaketen" ablesbar, die etwa lauten:

1) Sie hilft, einen Sinn im Leben zu finden.
2) Sie hilft, sinnvolle Entscheidungen zu treffen.
3) Sie hilft, sinnvolle Entscheidungen durchzutragen.

Wie ungemein wichtig diese drei Hilfen sind, zeigt die erfolgreiche Suchtbewältigung des vorhin zitierten Briefschreibers:

1) Er fand einen Sinn im Leben, nämlich den, seine Frau zu unterstützen.
2) Er traf eine sinnvolle Entscheidung, nämlich die, trocken zu werden, um seinen Arbeitsplatz zu erhalten.
3) Er trug seine sinnvolle Entscheidung durch, indem er über ein Jahr lang keinen Alkohol mehr anrührte.

Je länger eine Suchterkrankung andauert, desto schwerer wird es natürlich für einen Süchtigen, von den logotherapeutischen „Hilfspaketen" zu profitieren. Sowohl die Fähigkeit, Sinn überhaupt wahrzunehmen, als auch die Fähigkeit, echte Entscheidungen zu treffen, schrumpfen im alkohol- und drogenumnebelten Gehirn. Im Rahmen einer Gesundheitsvorsorge jedoch immunisieren die drei „Hilfspakete" gegen fast sämtliche neurotische Anfechtungen. Wer grundsätzlich die Bereitschaft entwickelt hat, nach dem jeweils Sinnvollsten Ausschau zu halten, die wesentlichen Entscheidungen seines Lebens darauf abzustimmen, und sie in innerlicher Bejahung durchzutragen, der entgleitet sich nicht so schnell, auch nicht in suchtverführter Weise. Es bleibt ihm ein Rest-Halt, selbst noch auf dem abschüssigen Boden eines großen Missgeschicks.

Betrachten wir die genannten logotherapeutischen „Hilfspakete" im einzelnen:

I Einen Sinn im Leben finden

Sinn kann (und braucht) nicht *gegeben* werden. Er ist gleichsam stetig da, aufleuchtend in den konkreten Möglichkeiten realer Personen, Werte zu verwirklichen bzw. ihre Eigen-, Mit- und Umwelt um eine Nuance besser, heller und menschenfreundlicher zu gestalten. Dabei hängt die Menge der vorfindlichen Sinnmöglichkeiten nicht von der Qualität der vorfindlichen „Weltecke" ab, in der man gerade „sitzt". Sinnimpulse schlummern im Negativen wie im Positiven.

Greifen wir ein Beispiel *positiver Lebensumstände* heraus. Jemand ist vermögend, weil er von seinen Eltern genügend Geld geerbt hat. Er muss nicht täglich für seinen Unterhalt arbeiten. Aber es plagt ihn die Langeweile, und er stürzt sich in zweifelhafte Vergnügungen. Mit der Zeit erzeugen Partytrubel und zwielichtige Abenteuer nur noch Ekel in ihm. Die Verlockung drängt an ihn heran, seinen Missmut und Überdruss mit Whisky oder im LSD-Rausch zu betäuben. Hier bestünde der logotherapeutische Ansatz darin, gemeinsam mit dem Betreffenden zu überlegen, welche Sinnmöglichkeiten insbesondere die Tatsache seines Vermögens beinhaltet. Gäbe es nicht eine Aufgabe, die darauf wartet, dass jemand über die nötigen Mittel verfügt, sie in Gang zu bringen, eine Aufgabe, die es wert wäre, ergriffen zu werden? Zu der er aus tiefster Überzeugung stehen könnte? Für die sein Engagement unersetzlich wäre?

Ich erinnere mich an eine junge Gräfin, die mich einst konsultierte, weil sie keinen Sinn mehr in ihrem Leben sah. Trotz des Besitzes mehrerer Schlösser in wunderbaren Gegenden Deutschlands dünkte ihr alles schal und leer. Beiläufig erwähnte sie während unseres Gesprächs, dass sie daran denke, für eine Woche nach Äthiopien zu fliegen, um das dort gerade herrschende Elend einer entsetzlichen Hungersnot nicht nur per Bildschirm, sondern in Natur mitzuerleben. Sie erhoffte sich davon ein prickelndes Gänsehautgefühl, das ihr nach ihrer Rückkehr – im Kontrast zum äthiopischen „Schauspiel" – ihr eigenes Luxusdasein wieder attraktiver erscheinen lassen sollte. Bei dieser Idee hakte ich ein und versicherte der Patientin, dass ihre Rechnung nicht aufgehen und der gewünschte Effekt nie und nimmer eintreten werde. Ich wüsste jedoch eine Variante ihres Vorhabens, die ihr voraussichtlich viel gesunde Spannung, eventuell sogar Glück und Segen bescheren würde. Sie solle ihre Äthiopienreise dazu verwenden, sich eine Familie im Lande auszusuchen, eine einzige Familie, der sie wirklich und wahrhaftig helfe, indem sie für Nahrung, Kleidung und Medikamente sorge. Wenn sie dies tue, werde alles Leiden an der vermeintlichen Sinnlosigkeit ihres Lebens von ihr weichen, und sie werde am Zuwachs ihrer Menschlichkeit genesen. Das Ergebnis unseres Gesprächs war, dass eine Missionsstation die Mittel erhielt, die Bewohner eines ganzen Dorfes einige Monate lang vor dem Hungertod zu bewahren. Daneben war aber noch ein anderes Ergebnis zu verbuchen: Die Gräfin kam von einer Sucht los, in die sie seit Jahren verstrickt gewesen war, nämlich von der Sucht nach Sensationen.

Stellen wir dem Gesagten ein Beispiel *negativer Lebensumstände* gegenüber und fragen wir, ob die geistige Auseinandersetzung mit ihnen nicht auch zur Quelle von Sinnfindungsprozessen werden kann. Auf einer Ärztetagung, die ich einst besuchte, wurde über das traurige Phänomen des Selbstmordes diskutiert. Wiederholt hieß es, unbewusste, nicht ausagierte und nicht ausgedrückte Aggressionspotentiale im Menschen bildeten den Motor seiner Verzweiflungstaten. Was ich vermisste, war eine Reflexion über den fehlenden Grund, das Leben mitsamt seinen Schwierigkeiten zu lieben.

So wurde u.a. auf der Tagung von einem jungen Mann berichtet, dessen Freundin sich von ihm getrennt hatte und der daraufhin in einen depressiven Zustand verfallen war. Seine Eltern fürchteten das Schlimmste und brachten ihn in eine

Nervenklinik. Dort machte der zuständige Arzt den Kranken darauf aufmerksam, dass dieser eigentlich eine Stinkwut auf seine untreue Freundin haben müsste. Der Arzt empfahl ihm, beharrlich über seine verdrängte Wut nachzudenken. Eine halbe Stunde später sprang der junge Mann aus einem Klinikfenster in den Tod. „Er hat eben seine Wut nicht zugelassen", war der lakonische Kommentar des Vortragenden. Spontan meldete ich mich zu Wort. „Aus logotherapeutischer Sicht", erklärte ich, „hätte man dem jungen Mann eher geraten, über die *Liebe* nachzudenken, als über eine hypothetisch-heimliche Wut. Wäre er nämlich dem Wesen der Liebe auf die Spur gekommen, wäre ihm vielleicht aufgegangen, dass einzig die Liebe uns instandsetzt, ein Geliebtes freiwillig und gütlich loszulassen, wenn es sein muss.

Triste Empfindungen wie Ärger, Hass, Enttäuschung etc. sind die psychische Resonanz auf bedrückende Sachverhalte. Zielt man therapeutisch darauf ab, solche schmerzlichen Empfindungen durch Heulen und Schreien hinauszubrüllen oder mittels Beruhigungstabletten und -taktiken lahm zulegen, ändert sich nicht das Geringste am Sachverhalt selbst. Hilft man im Unterschied dazu, dem bedrückenden Sachverhalt noch eine Sinnperspektive abzugewinnen, kann er schließlich akzeptiert und ins Leben integriert werden. Ungerechtigkeiten z. B. können einen Menschen in der Gnade des Verzeihens stärken. Gravierende Veränderungen können zu einem fruchtbaren Kurswechsel aufrufen. Die Trauer lässt das Verlorene in der Erinnerung weiterleben und schützt es vor dem Vergessenwerden. Verzweiflung wird zum Anstoß für innere Wandlung ... Nur eine derartige Annahme und

Neudeutung des Leidens bannt die Gefahr der Hineinsteigerung bzw. der Flucht in ein Suchtmittel, um der Wirklichkeit nicht ins Angesicht blicken zu müssen.

Zusammenfassend ist festzuhalten: Wer einen Sinn im Leben findet – sei das Leben angenehm oder unangenehm, der interessiert sich nicht für Scheineffekte; weder für ein künstlich erzeugtes Hochgefühl rauschhafter Enthemmung, noch für eine künstlich erzeugte Beschwichtigung aus der Pillenschachtel. Dem geht es vielmehr um das Echte; um echte Werte, um echte Verluste, um transpsychisch Welthaftes und nicht bloß um intrapsychische Frustrationen, die tunlichst hinweggescheucht werden sollen. Darin liegt der suchtpräventive Charakter des ersten „Hilfspaketes" der Logotherapie.

II Sinnvolle Entscheidungen treffen

Sich bewusst und ganzheitlich für oder gegen etwas zu entscheiden, setzt Ich- und Willensstärke voraus. Beides wird durch psychische Krankheiten beeinträchtigt. Wie sehr, weiß niemand genau. Das Nichtkönnen und das Nichtwollen mischen sich miteinander, wobei meistens am Anfang einer seelischen Störung das *Nichtwollen* dominiert, und am Ende derselben Störung das *Nicht(mehr)können*. Wenn sich folglich Angehörige darüber streiten, indem etwa die Mutter meint, ihr Sohn *könne* krankheitsbedingt nicht anders handeln, und der Vater schimpft, der Sohn *wolle* sich nur nicht „anständig" verhalten, haben beide bis zu einem gewissen Grad recht, was den Streit unfruchtbar macht.

Für die Suchterkrankung gilt Analoges. Die dispositionelle und erworbene Suchtneigung ist willentlich regulierbar. Wird ihr aber kontinuierlich nachgegeben, verlöscht die willentliche Regulierbarkeit sukzessive. Umgekehrt regeneriert sie sich nach einem klinischen Entzug in Proportion zur Dauer der Suchtmittelfreiheit wieder. Allerdings wirkt stets ein mächtiger Zusatzfaktor mit, und das ist die *Sinnhaftigkeit des Gewollten*. Es hat sich als blanke Spekulation erwiesen, dass es von Geburt an willensstarke und willensschwache Menschen gäbe. Jeder will in dem Maße intensiv, als ihm das Gewollte intensiv „am Herzen liegt". Je objektiv sinnvoller nun ein Gewolltes ist, auf das sich ein Mensch hinorientiert, umso ungehinderter und ungetrübter kann er es sich „zu Herzen nehmen", kann er sich subjektiv dafür entscheiden – und umgekehrt. Ein erschütterndes Beispiel soll dies demonstrieren.

Eine Frau schilderte in einer Zeitschrift an Hand von tagebuchähnlichen Aufzeichnungen, wie sie durch ihre Unentschlossenheit in die totale Isolation hineingeschlittert war. Sie habe bis ins Erwachsenenalter bei ihrer (verwitweten) Mutter gewohnt und stets ein recht inniges Verhältnis zu ihr gehabt. Mit ca. 30 Jahren habe sie jedoch einen netten Mann kennen gelernt, der sie heiraten wollte. Die Mutter sei misstrauisch gewesen und habe dem Mann viel Schlechtes angedichtet. Zweifellos habe der Wunsch dahinter gesteckt, die Tochter nicht entbehren zu müssen. Die Frau stand in dem Konflikt, entweder die Mutter zu verlassen oder die Heiratspläne mit dem Freund aufzugeben. Ihrer Einschätzung nach war sie aber so willensschwach, dass sie sich weder für das eine, noch für das andere hatte entscheiden können; sie blieb bei der

Mutter wohnen und klammerte sich an den Freund. Dieser Schwebezustand endete mit einer tragischen Abschiedsszene, bei der der Mann aufs Heftigste kundtat, dass er nicht ewig warten wolle, und dann verschwand. Die Frau lud ihre Verbitterung an ihrer alten Mutter ab, die sich mit der Argumentation verteidigte, sie habe immer schon gesagt, dass der Mann nichts tauge. Dies verschärfte die Stimmung zwischen den beiden. Zornig packte die Mutter ihre Koffer und zog zu einer Freundin, wo sie eine Herzattacke erlitt, an der sie später im Krankenhaus verstarb. Der autobiographische Bericht der Frau schloss mit dem Resümee, dass sie sich durch ihre Willensschwäche ihr Leben ruiniert habe und jetzt die einsamen Abende und Nächte in der von der Mutter geerbten Wohnung allein mit Hilfe von Rotwein, Fernsehen und Schlaftabletten über die Runden bringe.

Beim Lesen dieser Geschichte überkommt einen Mitgefühl mit der Frau. Zurecht, wenngleich nicht deshalb, weil ihr das Schicksal grausam mitgespielt hätte, sondern deshalb, weil sie einem Irrtum aufgesessen ist. Das Schicksal hat ihr geboten, was es nahezu allen von uns bietet: positive und negative Gegebenheiten. Nur war die Frau nicht gewillt, ihre positiven Chancen zu ergreifen, wenn sie dafür negative Konsequenzen in Kauf hätte nehmen müssen, und *dies* war ihr Grundproblem. *Gier* war es, statt Willensschwäche, die sie davon abhielt, eine Entscheidung zu treffen; denn sie wollte alles haben: weiterhin Liebkind der Mutter sein und gleichzeitig Ehefrau des Mannes werden. Alles wollte sie haben, und alles hat sie verloren.

Es ist typisch für seelisch labile Menschen, dass sie sich schwer entscheiden, weil jeder Akt des Wählens den Verzicht auf das Abgewählte verlangt. Es stimmt nicht, dass sie sich nicht entscheiden können, sie wollen bloß *nicht verzichten*. Es fehlt ihnen die Versöhnung mit der Tatsache, dass man nicht alles haben kann.

Schauen wir nochmals auf unser Fallbeispiel zurück. Betroffen erkennen wir, dass die Frau rein gar nichts dazugelernt hat. Nachdem ihr Freund weggegangen und ihre Mutter verstorben ist, steht sie vor der neuen Entscheidung, wie sie ihr künftiges Leben gestalten möchte, und wieder trifft sie keine Entscheidung, zumindest keine sinnvolle, weil sie mehreres gleichzeitig haben will: die Rolle des „armen Mädchens", die ihr erlaubt, sich zu bemitleiden und sich langsam zu Grunde zu richten, und dazu ein Hilfsangebot von außen, sonst hätte sie ihre Niederschrift ja nicht veröffentlicht. Was sie lernen müsste – und wozu die Logotherapie sie dringend motivieren würde – wäre, ein ehrliches, volles Ja zu denjenigen Werten und deren Konsequenzen zu sprechen, die ihr „am Herzen liegen". Wäre ihr die Mutter als hoher Wert bewusst gewesen, hätte sie sich nicht an den Freund geklammert, sondern klar die Grenzen der Freundschaft abgesteckt. Wäre ihr der Freund als hoher Wert bewusst gewesen, hätte sie die Ablösung von der Mutter gewagt. Und wäre ihr gar die Werthaftigkeit beider Personen ins Bewusstsein gestiegen, hätte sie einen Kompromiss gefunden, ihre Ehe mit der Sorge um die alternde Mutter zu verbinden. Dasselbe gilt für ihre gegenwärtige Situation: Käme ihr die Werthaftigkeit ihres eigenen Lebens zu Bewusstsein, würde sie es nicht in sinnloser Selbstzerstörung vergeuden.

Manchmal fordere ich meine Patienten mit dem paradox klingenden Appell heraus: „Wollen Sie, was Sie tun!“ Trinkt jemand häufig Bier und Schnaps, soll er es wenigstens mit dem Gedanken tun: „Ich trinke, weil ich abhängig werden will.“ Lässt sich jemand ständig von anderen Leuten Arbeit aufhalsen, soll er es wenigstens mit dem Gedanken tun: „Ich nehme die Arbeit an, weil ich mich ausnützen lassen will.“ Sträubt er sich gegen derart absurde Formulierungen, merkt er erst, wie sehr sein Tun und sein Wollen auseinander klaffen, und muss sich überlegen, warum er denn tut, was er nicht will. Gewöhnlich beruft er sich auf irgendwelche seelischen Schwächen oder Ängste, die gewaltiger seien als sein Wille, doch dazu kann ihm glaubhaft versichert werden, dass sein Wille sofort kräftig genug sein werde, wenn nur das Gewollte sinn- und wertvoll genug für ihn wäre. Von da ab steht die Tür zur Suche nach seinen wahren „Herzensangelegenheiten“ offen, eine Tür, deren Durchschreitung ihn der asymptotischen Annäherung von Tun und Wollen befähigen wird, die jeglichem Suchtverhalten konträr läuft. Darin liegt der suchtpräventive Charakter des zweiten „Hilfspaketes“ der Logotherapie.

III Sinnvolle Entscheidungen durchtragen

Werden sinnvolle Entscheidungen gefällt und trotzdem nicht durchgetragen, büßen sie ihre protektive Qualität wieder ein und verwandeln sich just zu Risikofaktoren. Ein Mensch, der ständig aus seinen eigenen Entscheidungen kippt, ist sogar noch gefährdeter als einer, der sich nur mühsam aufrafft, Entscheidungen zu treffen; denn während letzterer um seine

Überzeugung ringt, handelt ersterer *gegen* seine Überzeugung. Deswegen erachtet es die Logotherapie für wichtig, Menschen beim Durchhalten sinnvoller Entscheidungen den Rücken zu stärken. Praktisch bedeutet dies, sie zu ermutigen, die Nachteile, die mit ihren Entscheidungen verbunden sind, als „Preis" für eben jene Werte zu „zahlen", denen ihre Entscheidung dient. Es geht um das Zufriedenseinkönnen mit dem Erreichten und Erreichbaren und um die Gelassenheit im Auf und Ab des Lebens.

Nehmen wir an, ein nicht allzu reicher Mann habe die Wahl, sich einen eleganten aber teuren Anzug oder ein billiges Stück von der Stange zu kaufen. Wählt er den eleganten Anzug, hat der Wert des noblen Kleidungsstückes den Preis, dass der Mann lange darauf sparen muss und sich manch anderes nicht leisten kann. Wählt er den billigen, hat der Wert der Geldersparnis den Preis, dass der Mann seinen neuen Anzug zu keinen festlichen Gelegenheiten tragen kann bzw. dort von seinen Kollegen unerfreulich absticht.

Nun gibt es Männer, die den teuren Anzug kaufen und danach jammern, dass sie kein Geld mehr haben. Oder die das einfache Stück wählen und sich darüber beschweren, dass es schnell knittert und schlecht passt. Egal, wie sie sich entscheiden, und egal, wie sinnvoll ihre Entscheidung in ihrer persönlichen Lage auch sein mag, haben sie ununterbrochen etwas zum Murren und zum Meckern, weil sie einzig auf den zu zahlenden Preis fixiert sind. Dies programmiert Unglücklichsein voraus, weil der tiefere Sinn jedweder Entscheidung schlagartig in die Versenkung gerät, sobald die Durchführung der Entscheidung irgendeine „Preis-gabe" verlangt.

Anders ergeht es einem Mann, der aus Freude an der Eleganz den teuren Anzug wählt und gerne bereit ist, dafür monatelang andere Vergnügungen zurückzustellen. Seine Freude hält an. Ähnlich erfreut sich derjenige, der aus wohlbedachten Erwägungen heraus zum billigen Anzug greift – weil er das Geld für etwas Wichtigeres benötigt –, an seinem preisgünstigen Kauf, vorausgesetzt, er ist mit dem bescheidenen Outfit zufrieden. Die Metapher ist verallgemeinerbar für Menschen mit Suchttendenzen. Haben sie sich endlich die sinnvolle Entscheidung abgerungen, ihrer Neigung Widerstand zu leisten, dürfen sie sich nicht nur auf den Preis konzentrieren, der dafür zu zahlen ist – in Form unaufhörlicher innerer Selbstkontrolle und eiserner Psychohygiene. Sie sollten sich auch des Wertes erinnern, den sie sich damit erobern: gesundes Leben in Selbstbestimmung und Würde. Dieser Wert *ist* seinen Preis wert! Wie viele Lebensgeschichten von Suchtkranken sind gerade dadurch überschattet, dass zahlreiche Heilungsanläufe gemacht worden sind und dennoch die Sucht erneut aufgeflackert ist. Oft hat purer Leichtsinn den nächsten Rückfall ausgelöst, die *eine* Zigarette oder das *eine* Glas Wein, das die verhängnisvolle Rutschpartie gestartet hat. Wie kann es zu so einem Leichtsinn kommen? Doch nur, indem der Wert aus den Augen entgleitet, für den ein hoher Preis gezahlt worden ist und weiterhin zu zahlen wäre, wollte er erhalten werden. Die Logotherapie hält mit ihrer Sinnthematik Werte geistig präsent und betont das jeweils notwendige Opfer, das sich „im Namen der Wertverwirklichung" lohnt. Darin liegt der suchtpräventive Charakter ihres dritten „Hilfspaketes".

Wir verstehen:

Um Sinn im Leben zu finden, muss in und unter allen Umständen kreativ nach Möglichkeiten geforscht werden. Um sinnvolle Entscheidungen zu treffen, muss auf die weniger sinnvollen Alternativen heroisch verzichtet werden. Um sinnvolle Entscheidungen durchzutragen, muss der Preis, den sie kosten, „freudig" entrichtet werden. Dieses Dreigespann ist gewiss nicht leicht, aber eminent protektiv. Es wiegt die Risiken unserer brüchigen Existenz erstaunlich gut auf.

Wovon hängt Abhängigkeit ab?

Es gibt vielerlei Abhängigkeiten, von denen nicht jede in seelische Krankheit einmündet. Allerdings führen alle zu einem eingeschränkten Leben insofern, als die dem Menschen wesens- eigene Seinsform – genannt „Existenz" – nicht zu ihrer vollen Blüte gelangt. Es gibt Leben, das knospend verwelkt.

Nachstehend möchte ich fünf Arten von Abhängigkeiten vorstellen, die in ihrer Summe fast die ganze Palette dieser Problematik abdecken. Ihnen im Laufe der eigenen Entwicklung allmählich zu entwachsen, ist Aufgabe eines jeden Menschen, der die Chance hat, erwachsen zu werden.

I Die Abhängigkeit von Außeneffekten (= von der Resonanz bei anderen Menschen)

Bei der Art Nr. 1 handelt es sich um die Abhängigkeit von Außeneffekten, nämlich von Belohnungen und Bestrafungen, die man als Folge des eigenen Handelns und Wirkens seitens der Mitmenschen zu ernten erwartet. „Gut" ist in diesem Zusammenhang, was Zuwendung einbringt und Zurückweisung verhindert. Dieser opportunistische Standpunkt wird in seiner Abhängigkeitsstruktur oft verkannt und enthält doch außerordentlich kritische Elemente für die seelische Gesundheit und Stabilität. Zum Beispiel bei Menschen, die engagiert aber erfolgsorientiert arbeiten und bei unerwarteten Misserfolgen oder plötzlichem Liebesentzug „ausbrennen", also jegliche Energie verlieren.

Allgemein kann man sagen, dass bei einer solchen Abhängigkeit von Außeneffekten stets die *Gefahr des Manipuliertseins* besteht. Menschliches Tun und Lassen wird nicht frei gewählt, sondern von der Wahrscheinlichkeit seines Belohnt- oder Bestraftwerdens gesteuert.

II Die Abhängigkeit von speziellen Außeneffekten (= von der Resonanz bei bestimmten Menschen)

Bei der Art Nr. 2 reduziert sich die Abhängigkeit von Außeneffekten auf eine Abhängigkeit von der Meinung und den Taten *einiger weniger* Personen, zu denen eine besonders enge Beziehung vorliegt. „Gut“ ist dann, was diesen wenigen Personen gefällt und von ihnen positiv gewertet wird. Obwohl diese Reduzierung der Abhängigkeit von Außeneffekten im Prinzip einen Fortschritt beinhaltet, kann sie sich pathologisch zuspitzen. Zum Beispiel bei Menschen, die sich von ihren Eltern bzw. dem Urteil ihrer Eltern nicht lösen oder gar dem Einfluss eines Sektenführers vollends unterliegen.

Allgemein kann man sagen, dass bei der Abhängigkeit von speziellen Außeneffekten stets die *Gefahr des Hörigseins* besteht. Menschliches Tun und Lassen wird nicht frei gewählt, sondern von der Wunschvorstellung einer oder mehrerer anderer Personen diktiert.

III Die Abhängigkeit von verinnerlichten Außeneffekten (= von der Resonanz in der tradierten menschlichen Gesellschaft)

Bei der Art Nr. 3 wurden die Außeneffekte verinnerlicht. *Sigmund Freud* sprach in diesem Zusammenhang vom „Überich", einer psychischen Instanz im Menschen, die gleichsam darauf dränge, die Gebote und Normen der Gesellschaft, der man angehört, zu befolgen. „Gut" ist demnach, was in Übereinstimmung mit der öffentlichen Moral steht. Obwohl eine solche Verinnerlichung der Grundgesetze menschlichen Zusammenlebens ebenfalls einen gewaltigen Fortschritt gegenüber jeglichem Personenkult darstellt, bleibt sie nicht ohne Gefahr für das Seelenleben. Zum Beispiel dann, wenn jemand der Stimme seines eigenen Gespürs („Gewissens") zuwider handelt und den ihm gemäßen Weg unter dem Druck gesellschaftlich sanktionierter Trends verlässt.

Allgemein kann man sagen, dass bei der Abhängigkeit von verinnerlichten Außeneffekten die *Gefahr des Fremdbestimmtseins* gegeben ist. Menschliches Tun und Lassen wird nur scheinbar frei gewählt, in Wirklichkeit aber von der Erfahrung und vom Willen eines Kollektivs vorgeschrieben.

IV Die Abhängigkeit von Inneneffekten (= von der Resonanz in der eigenen Gefühlswelt)

Bei den bisher genannten Abhängigkeitsarten war das Gefühl des Betreffenden immer als mitbeteiligt angedacht. Man fühlt sich gut, wenn man Belohnung und Zuwendung erhält, wenn einem Bezugspersonen Vorbild sind, und wenn man sich in Harmonie mit seinem sozialen Umfeld weiß. Doch war „gut" bisher nicht definiert durch dasjenige, was *ein gutes Gefühl* erzeugt. Dieser Schritt zum guten Gefühl als internen Maßstab ist der entscheidende Schritt zur Unabhängigkeit von Außeneffekten und äußeren Maßstäben. Allein, dieser Schritt kann geradeaus in die Abhängigkeitsart Nr. 4 hineinlocken: in die Abhängigkeit von Inneneffekten. Davon, wie es einem selber nach einem bestimmten Handeln gefühlsmäßig geht. Die Gefahr liegt auf der Hand. Dem Alkoholiker z. B. geht es vor dem Alkoholkonsum schlecht und nach dem Alkoholkonsum gut. Auch dem von Spielleidenschaft Besessenen geht es ohne Spieltisch schlecht und am Spieltisch gut ...

Allgemein kann man sagen, dass bei der Abhängigkeit von Inneneffekten die *Gefahr des Süchtigwerdens* immens groß ist. Menschliches Tun und Lassen wird nicht freiwillig, sondern aus der Versklavung durch die eigenen inneren Gefühlszustände heraus gewählt.

V Die Unabhängigkeit von Effekten aller Art und die Abhängigkeit von Voraussetzungen besonderer Art (= das selber Resonanz-Sein)

Erst der von Außen- und Inneneffekten weitgehend unabhängige Mensch ist zu einer freien Wahl seines Handelns befähigt. Befähigt sogar dann, wenn ihm diese Wahl Strafe, Ablehnung und Aburteilung von seinen Mitmenschen oder Leid und Schmerz in der eigenen Seele beschert. Erst dieser freie Mensch ist in der Lage, nach dem „Guten an sich" zu fragen und zu suchen, nach dem, was eben gut ist, unabhängig davon, ob es ihm persönlich Vorteile einbringt, und unabhängig davon, ob es als Gutes in der Welt erkannt wird. Dennoch lauert eine letzte Gefahr (Abhängigkeitsart Nr. 5) auf dieser hohen Entwicklungsstufe. Es ist die Gefahr, dass das „Gute an sich" nur dann geleistet wird, wenn eine bestimmte Voraussetzung erfüllt ist; nämlich die, dass auch andere Menschen das „Gute an sich" zu leisten bereit sind. Viele wissen zum Beispiel, dass der Friede „an sich gut" ist, aber sie wollen ihn nur schließen, wenn der Gegner den Krieg beendet. Ansonsten ist der Gegner daran schuld, wenn das „Gute an sich" nicht realisiert wird ...

Allgemein kann man sagen, dass die Abhängigkeit von Voraussetzungen besonderer Art trotz Unabhängigkeit von Effekten aller Art die Gefahr des Selbstgerechtseins in sich birgt. Menschliches Tun und Lassen wird in diesem Fall zwar frei gewählt, aber nach dem Motto: „Wie du mir, so ich dir" oder „Wenn du nicht, warum dann ich?"

Konklusion

Aus den fünf Punkten wird ersichtlich, dass das Phänomen „Abhängigkeit" überwiegend von der Gewichtung des Davors und Danachs einer eigenständigen Handlung abhängt. Ist die Gewichtung groß, ist auch die Abhängigkeit groß. Schrumpft die Gewichtung, kann die Handlung auf den ihr innewohnenden Sinn hin überprüft und danach ausgerichtet werden. Dort und nur dort leuchtet das Moment der echten menschlichen Freiheit auf, die es uns ermöglicht, Gutes durch uns geschehen zu lassen, wenn wir es wählen.

Aus den fünf Punkten wird noch ein weiteres ersichtlich. Abhängigkeit ist zweifellos eine Grundfiguration früher menschlicher Entwicklungsstadien und über lange Wegstrecken des Lebens hindurch ein mehr oder minder natürlicher Zustand. Das deckt sich mit den Forschungsergebnissen über die Persönlichkeitsreifung und die moralischen und religiösen Entwicklungsprozesse vom Kindesalter an. Die jeweils „höheren" Stadien sind stets diejenigen größerer Unabhängigkeit, verglichen mit den vorhergehenden. Doch es fragt sich, ob wir daraus den Schluss ziehen dürfen, dass jeder Mensch ein Stadium nach dem anderen durchlaufen muss, dass Entwicklung somit in einem „Stufe-zu-Stufe-Prinzip" festgelegt ist. Aus meiner jahrzehntelangen psychotherapeutischen Praxis heraus möchte ich dem widersprechen.

Der Mensch ist zu seinen höheren Möglichkeiten gerufen. Er ist vom Augenblick der Zeugung an ausgelegt auf geistige Freiheit und Sinnverwirklichung. In ihm sind von allem Anfang an die Fähigkeit zur Unabhängigkeit und das vorbewusste Wissen um ein „Gutes an sich" angelegt. Die oben aufgezählten fünf Punkte und die unterschiedlichen Entwicklungsphasen, die bedeutende Kenner der menschlichen Psyche längst vor mir formuliert haben, schlummern als Potentialitäten in uns, bevor sie zur Aktualität werden, aber sie sind *nicht von gleicher Potentialität.* Immer sind es die „höheren Stufen", die auf uns warten, die uns anziehen und ansprechen, und immer sind es die „niedrigeren Stufen", die sich uns zunehmend verschließen und uns abstoßen. Je menschenwürdiger die zu erreichenden Entwicklungsstadien sind, umso mehr Aktualisierungspotenz enthalten sie für menschliche Wesen wie uns, und desto mehr „Entdeckungsspontaneität" verspüren wir in bezug auf sie. Daher kommt es, dass erwachsene Personen, die vielleicht für Jahre auf einem infantilen Abhängigkeitsniveau stecken geblieben sind, sprunghaft nachreifen können, wenn sie den Ruf der Freiheit und Menschenwürde vernehmen.

So ist es die Aufgabe von allen mit abhängigen Menschen arbeitenden Fachleuten und Laien, den Ruf zu verstärken, der von Anbeginn an da ist und ausgeht von nicht weniger als dem „Guten an sich". – Wo er empfangen wird, kann der Aufstieg zur inneren Unabhängigkeit umweglos und vorbehaltlos stattfinden.

Identitätsfindung als schöpferischer Prozess

Wenn es um die Frage nach dem qualitativen Unterschied zwischen tierischem und menschlichem Denkvermögen geht, bzw. in unserer Zeit auch zwischen einem Hochleistungscomputer und dem menschlichen Gehirn, pflegt jedermann auf die schöpferischen Kräfte im Menschen hinzuweisen, die Tieren und Maschinen in vergleichbarem Maße verschlossen sind. Musisch/künstlerische Einfälle, wissenschaftliches Interesse, technische Kreationen, Religion und Philosophie, um nur einige Gebiete aufzuzählen, sind typische „Humandomänen“. Dazu gesellt sich ein kognitiver Bereich, der ebenfalls niemandem sonst auf Erden außer dem Menschen gegeben ist, nämlich das Erkennen und Gestalten der eigenen Identität. Kein Tier ist fähig, sich selbst als „tierisches Sein“ einzuschätzen, kein noch so ausgefeilter Apparat in der Lage, sich als „Apparat“ in die Fülle der Welt einzuordnen.

Beobachtet man die Entfaltung eines heranwachsenden Kindes vom anfänglich instinktgetriebenen Reflexwesen zum geistig mündigen Jungerwachsenen, sieht man, dass sich dieser qualitative Sprung in die „Humandomänen“ in jedem Kind aufs Neue vollzieht, und zwar durchaus nicht immer langsam und unmerklich, sondern mitunter im wahrsten Sinne des Wortes *sprunghaft*. Das beginnt damit, dass sich in das reine Kopieren und Imitieren von Handlungen eines Tages Eigenständiges mischt: das Kind stellt eine Kombination her, die ihm in dieser Form nicht vorgegeben worden ist. Dies kann beim Zusammenstecken von Bauklötzchen geschehen oder im Sprachgebrauch, wenn plötzlich eigene Wortgebilde erfunden werden, oder bei Spaziergängen, wenn bisher unbegangene Routen eingeschlagen werden. Es obliegt dem Geschick des Erziehers, solche Sprünge in schöpferische Aktionen des Kindes zu fördern und zu lenken. Zu fördern, weil Selbständigkeit, Ideenreichtum und Kreativität begrüßenswerte Kennzeichen einer positiven und gesunden Entwicklung sind; zu lenken aber, weil ein gewisser „Wildwuchs an Individualität" dem Kind in seiner sozialen Zugehörigkeit schaden könnte, etwa beim Gebrauch selbsterdachter Wörter oder bei der Missachtung wichtiger Spielregeln des Zusammenlebens. Der schwierige Prozess der Reibung zwischen Anpassung und Eigenpersönlichkeit, zwischen der Übernahme von Althergebrachtem und der Schaffung von Veränderungen hat mit dem ersten kindlichen Schritt ins Schöpferische hinein begonnen und hört so schnell nicht wieder auf.

Setzt man die Beobachtung des heranreifenden Kindes fort, wird man als nächsten qualitativen Sprung das Aufdämmern der Suche nach einer für sich selbst gültigen Weltanschauung finden, die ungefähr zur Zeit der Pubertät anfängt. Mit der Befähigung zum kritischen Denken kommt zum ersten Mal die reale Frage nach Gott und der Welt über die Lippen des jungen Menschen, der bis dahin eher nachgeplappert hat, was ihm vorgeredet worden ist. In der Pubertät wird jedoch alles bislang unumstößlich Geglaubte mit einem Fragezeichen versehen – geprüft, gewogen, gekippt. Wiederum braucht der Erzieher hinreichendes Fingerspitzengefühl, um den skeptisch-widerborstigen Jugendlichen zu wertorientierten Antworten zu verhelfen, ohne vorgefertigte Antworten vermitteln zu wollen. Der Glaube an „das, was die Welt in ihrem Innersten zusammenhält", ist stets das Produkt eines langwierigen geistigen Schöpfungsaktes, der in der Pubertät gestartet und – im Optimalfall – von geduldigen Bezugspersonen behutsam begleitet wird.

Steht endlich der Eintritt ins Erwachsenenleben an, steht dem letzten großen Sprung in die schöpferische Verwirklichung des Menschen nichts mehr entgegen: dem Entdecken der eigenen Identität bzw. dem Wahrnehmen persönlicher Lebensziele und personalen Lebenssinns. Auf der Basis der bereits in der Kindheit eingeübten Fähigkeit, phantasievoll wirken zu können, und aufbauend auf einer im pubertären Stürmen und Drängen grundgeschmiedeten weltanschaulichen Überzeugungslinie ist nunmehr Raum vorhanden für die Erfüllung menschlichen Daseins in Einmaligkeit und Einzigartigkeit, Unwiederholbarkeit und Unersetzlichkeit.

Leider unterbleiben bei manchen Menschen entscheidende Sprünge aus der geschilderten Entwicklung, was nicht allein ihren Erziehern angelastet werden kann. Ängstliche Charakterdispositionen, verführende Medien, krankmachende Ideologien, dominante Einflüsse Gleichaltriger und die eigene Trägheit vernetzen sich mit diversen Hindernissen, die unsere Lebenswege schicksalhaft kreuzen. Was passiert? Der schöpferische Aktionsradius dehnt sich nicht genügend aus. Innovation findet nicht statt, die Weltanschauung trägt nicht, die Person gelangt nicht zu ihrer Identität. Dies ist „existentiell" ernst, trotzdem gibt es immer noch zwei Möglichkeiten für solche Menschen: entweder sie strengen sich an, das Versäumte in Eigenregie tatkräftig nachzuholen, oder sie drücken das ehrliche Wissen um ihre Schwächen weg, indem sie sich in eine einlullende Scheinwelt flüchten. Wobei es sicherlich kein Zufall ist, dass sich „Flucht“ und „Sucht“ so ausgezeichnet reimen ...

Wiederholen wir: das Versäumte nachzuholen ist anstrengend, aber dennoch möglich. Wieso ist es anstrengend? Weil alle Schöpfungskunst eine *natürliche und hingebungsvolle* Selbstvergessenheit voraussetzt, während der Flüchtende und Süchtige bloß die *ihn betäubende* Selbstvergessenheit (aus der Chemieküche) kennt. Von der zweiten in die erste überzuwechseln heißt, die gesamte Lebenseinstellung umzukrempeln, und das ist eben nicht leicht. Hier ein paar Gedanken zur Unterstützung:

Die natürliche und hingebungsvolle Selbstvergessenheit

Tasten wir uns zunächst an die *natürliche und hingebungsvolle* Selbstvergessenheit heran. Von *Viktor E. Frankl* haben wir gelernt, dass sich menschliche Wesen identifizieren, indem sie sich transzendieren. Seinen Worten zufolge

„... weist Menschsein über sich selbst hinaus. Es verweist auf etwas, das nicht wieder es selbst ist. Auf etwas oder auf jemanden. Auf einen Sinn, den es zu erfüllen gilt, oder auf anderes menschliches Sein, dem wir begegnen. Auf eine Sache, der wir dienen, oder auf eine Person, die wir lieben.“[1]

1 Viktor E. Frankl, „Ärztliche Seelsorge.“ Deuticke, Wien, 10. Aufl. 1982, S.160

Seiner Ansicht nach werden schöpferische Entwürfe niemals ausschließlich unter Berücksichtigung der eigenen Wünsche und Bedürfnisse konzipiert, sondern beziehen die Mit-, Außen- und Umwelt und deren Wohl gleichrangig, wenn nicht gar vorrangig mit ein.

Psychologische Studien geben *Frankl* recht. Ein zufriedener Bäcker ist nicht einer, der ständig darüber nachdenkt, ob es ihm passt, frühmorgens aufzustehen, ob es ihm Lust bereitet, den Teig zu kneten, usw. Ein zufriedener Bäcker ist einer, der mit seinen Gedanken und Gefühlen bei der Sache weilt. Einer, der die Backwaren mit geschickten Fingern formt, den Duft des frisch gebackenen Brotes genüsslich einatmet und sich im Wesentlichen auf exzellente Ware und treue Kunden konzentriert. Analog ist ein zufriedener Arzt nicht einer, der auf das Klingeln der Geldkassen achtet und sich im übrigen den Kopf zerbricht, wie er sich allzu lästige Patienten vom Leibe halten kann. Nein, es ist einer, der Krankheit, Not und Tod den Kampf angesagt hat und ein Stück seines Innersten in diesen Kampf investiert.

Niemand kann sich zuerst mit seinem Berufsbild identifizieren und danach Freude an seiner Arbeit gewinnen, denn in Wahrheit ist es genau umgekehrt: Am Anfang steht das Engagement in der Arbeit, während das Ich vor den Anforderungen der Sache freiwillig in den Hintergrund tritt. Die Aufmerksamkeit des Arbeitenden wird von der jeweils zu erfüllenden Sinnhaftigkeit seines Tuns „gefesselt". Und nebenbei, ganz unbemerkt und wie von allein, geschieht das Wunder der Identitätsgewinnung: der Betreffende nähert sich dem, der er sein und werden möchte, an, nämlich – sich selbst.

Ähnlich verläuft die Partnerwahl, die auch nur dann zur Ausformung der eigenen Identität beiträgt, wenn sie auf ein Du ausgerichtet ist, dem das Ich liebend begegnet; im beglückenden *Dasein* für den anderen erstarkt das *Sosein* der eigenen Persönlichkeit. Paralleles gilt für die Lebensraumwahl und sämtliche weiteren wegweisenden Entscheidungen des Menschen. Die Eigenbedürfnisse und vitalen Triebe fließen selbstverständlich immer mit ein, doch leisten sie sozusagen bloß „Handlangerdienste" im schöpferischen Prozess, in dem ein „selbsttranszendenter Weltenauftrag" (und sei er noch so klein!) den Menschen Ziele anstreben lässt, die sich einzig geistigen Wesen erschließen.

Die betäubende Selbstvergessenheit

Im Unterschied dazu lässt die *betäubende* Selbstvergessenheit just jenen „selbsttranszendenten Weltenauftrag" vergessen. Damit liefert sie den Menschen an eine innere Unruhe aus, die tatsächlich mit nichts sonst als purer Betäubung auszuschalten ist – für ein paar dumpfe Stunden unruhefreien Vegetierens. Im engagement-entleerten Raum stirbt die Freude. Die von keinem Sinnaspekt „gefesselte" Aufmerksamkeit umschlingt das Ego und zieht es in den Malstrom des Selbstmitleides. „Ach, was ist mit mir los?" „Wie geht es mir?" „Wie fühle ich mich?" Der Blick in den Spiegel lässt erschauern. Eine immer schemenhafter werdende Fratze grinst zurück. „Das soll wahrhaftig ich sein?" Identität verblasst. *Angelus Silesius* wusste sehr wohl darum, als er schrieb:

In jedes Menschen Herz steht ein Bild
des', was er werden soll,
und wird es das nicht ganz,
wird nie sein Friede voll.

Wir können gewiss sein: Wer sich betäubt, hat keinen Frieden im Herzen gefunden, und die Sucht kann ihm auch keinen spenden. Freilich, sie kann ihn benebeln. Sie kann ihn am Ende töten. In „wieviel" Frieden er dann ruht, weiß niemand ...

Der erforderliche „Sprung"

Was also fördert den „Sprung" von der *betäubenden* zur *natürlichen und hingebungsvollen* Selbstvergessenheit, der Voraussetzung jeder gesunden Identitätsentwicklung? Wie so oft im Leben, ist die Lösung relativ einfach: Es hilft die Erkenntnis, dass die Wirklichkeit wichtiger ist als ihre Resonanz in unseren Gefühlen. Dass diese Wirklichkeit bestehen bleibt, auch wenn wir flüchtig (und flüchtend) aus ihr abtauchen. Dass es essentiell um diese Wirklichkeit vor, hinter, neben und rings um uns geht, weil sie das Material des schöpferischen Impulses ist, der uns eingehaucht ist seit Urgedenken. Dass wir uns – auftragsgemäß! – nicht davor drücken dürfen, konstruktiv in sie einzugreifen, wie gut oder schlecht unsere momentane Verfassung sein mag. Ein hartes Wort? Vielleicht ein weises Wort. Hören wir zwei Kurztexte von *Viktor E. Frankl*:

„Schließlich ist es doch zweifellos noch immer besser, wenn man irgendwelche unangenehmen Empfindungen hat und einem von ärztlicher Seite versichert wird, dass nichts Organisches dahintersteckt – das ist noch immer der günstigere Fall als der umgekehrte: dass man nämlich nichts spürt und dennoch irgendeine schleichend verlaufende gefährliche Krankheit in einem steckt ...“ [2]

Patient: „Alles kommt mir sinnlos, nichtig vor.“

Frankl: „Kommt es darauf an, wie es Ihnen vorkommt: ob nichtig oder nicht? Kommt es nicht vielmehr darauf allein an, ob es wichtig ist?“ [3]

Frankls Argumentation leuchtet ein. Es ist offensichtlich besser, nicht krank zu sein, obwohl man sich krank fühlt (= etwa die Situation eines Hypochonders), als krank zu sein und es (noch) nicht zu fühlen. Mit derselben zwingenden Logik ist es besser, etwas Sinnvolles in Angriff zu nehmen und sich dabei (noch) miserabel zu fühlen (= etwa die Situation des „Hineinspringens in die natürliche und hingebungsvolle Selbstvergessenheit“), als nichts Sinnvolles zu tun und sich traumhaft zu fühlen (z. B. im Drogenrausch). *Das Sein hat Vorrang vor jeglichem emotionalen Widerschein* – so muss die zentrale Botschaft effizienter Suchtkrankenhilfe lauten!

Und nebenbei, ganz unbemerkt und wie von allein, geschieht das Wunder der Identitätsgewinnung ...

2 Viktor E. Frankl, „Psychotherapie für den Alltag.“ Herder, Freiburg, Neuausgabe 1992, S.82

3 Viktor E. Frankl, „Logotherapie und Existenzanalyse.“ PVU, Weinheim, 3. Aufl. 1998, S.152

Was die Erziehung (nicht) leisten kann

Bereits mehrmals wurde ausdrücklich verneint, dass die Familie die vorrangige Suchtverursacherin sei. Nüchtern betrachtet, beträgt der Einfluss des *Erziehungsfaktors* auf den späteren Lebenslauf eines Menschen rund ein Drittel. Wobei selbst diese Schätzung hoch ist, weil das Erziehungsmilieu nicht die gesamte Umwelt eines Menschen ausmacht. Zahlreiche andere Einflüsse seitens der Schule, Freunde, Medien und gesellschaftlichen Strömungen teilen das genannte Drittel mit den Eltern und Verwandten als Erziehungspersonen.

Die restlichen beiden Drittel, die die Entwicklung eines Menschen grundlegend beeinflussen, sind sein organismisches Erbgut und sein geistiger Eigenanteil.

Die eminente Bedeutung des *Erbguts* wurde im Zeitalter der modernen Genforschung wiederentdeckt, nachdem viele Wissenschaftler fast ein Jahrhundert lang einem extremen Milieudeterminismus gehuldigt hatten. Heute steht die beachtliche genetische Mitgift physischer und psychischer Eigenschaften und Fähigkeiten, die der Mensch im Augenblick seiner Zeugung als „Startkapital“ mitbekommt, außer Frage. In jeder einzelnen seiner Körperzellen ist ein volles Zukunftsprogramm gespeichert, bis hin zu seinen individuellen Vorlieben oder seiner durchschnittlichen Lebenserwartung.

Die eminente Bedeutung des geistigen *Eigenanteils* ist im Unterschied dazu auch im 21. Jahrhundert noch ungeklärt. Tausenderlei Beweise liegen vor, dass Menschen mit vergleichbarer Herkunft und sogar Zwillinge mit gleichem Erbgut höchst abweichend voneinander mit Erziehung und Mitgift umgehen und sich dementsprechend zu unverwechselbaren einmaligen Persönlichkeiten entfalten. Die bunte Vielfalt an Entwicklungen, die z. B. Geschwister aus vermeintlich prägenden Schichten nehmen, bestärkt uns in der Hoffnung, dass der Mensch von seiner geistigen Substanz her unendlich viel mehr beinhaltet, als Zufall und Schicksal ihm von seiner Nest- und Heimstätte her zuerkennen. Einer der wenigen Wissenschaftler, die diesem geheimnisvollen Eigenanteil des Menschen am eigenen Werden stets Rechnung trugen, war *Viktor E. Frankl.* Schon seine frühe Schrift „Der unbedingte Mensch" aus dem Jahr 1949 war dem Herauskristallisieren jenes personal Freien aus dem sozialbiologisch Gebundenen gewidmet, wie es auf den ersten Seiten heißt:

Aus der Einleitung des Buches

„In diesem Buch soll nun gezeigt werden, inwiefern der Mensch als un-bedingter bestehen kann – bestehen trotz aller Bedingtheit. Es soll erwiesen werden, inwieweit der Mensch in seiner Bedingtheit immer auch schon über sie hinaus ist, oder zumindest hinaus sein kann, und über seine faktische Bedingtheit hinaus in Un-bedingtheit zu existieren vermag. Dies soll aufgezeigt werden auf dem Boden gerade jener Fakten, die den freien Spielraum menschlichen Geistes wohl am eindrucksvollsten einzuschränken scheinen, nicht minder eindrucksvoll aber auch zu zeigen vermögen, wie sehr der Mensch es trotzdem noch in der Hand hat, sich von diesem Boden kraft seiner Freiheit abzuschnellen: wir meinen jene biologischen und psychologischen Fakten, die dem Kliniker, und zwar in erster Linie dem Neurologen und Psychiater, entgegentreten.

Der faktischen Bedingtheit des Menschen steht seine fakultative Unbedingtheit gegenüber. Gerade der Neuropsychiater ist ein Kenner der psychophysischen Bedingtheit der geistigen Person; aber gerade er wird auch Zeuge ihrer Freiheit: der Kenner der Ohnmacht wird hier als Zeuge aufgerufen für das, was wir die *Trotzmacht des Geistes* nennen." [4]

Die obigen markanten Worte gelten praktisch für jeden Psychotherapeuten und speziell für Mitarbeiter in Suchtkliniken. Sie alle sind einerseits „Kenner der menschlichen Ohnmacht" und andererseits „Zeugen der Trotzmacht des Geistes", weil sie ständig mit beidem konfrontiert sind: mit dem „So geworden sein, weil ..." ihrer Patienten und mit dem „Ganz neu werden können, obwohl ..." derselben Patienten.

Sehen wir uns die zwei Diagramme (auf Seite 44/45) an, aus denen der Ein-Drittel-Anteil der Umwelt nicht nur beim einzelnen, sondern auch im Kollektiv anschaulich hervorgeht, und zwar ein Diagramm zum Drogenkonsum Jugendlicher – stellvertretend für negative Entwicklungen – und ein Diagramm zur ausgeübten Musikalität Jugendlicher – stellvertretend für positive Entwicklungen.

Beide Diagramme deuten schematisch an, dass jeweils zwei von sechs Personengruppen (= ein Drittel) auf Grund von Mi-

4 Viktor E. Frankl, „Der leidende Mensch." Huber, Bern, 2. Aufl. 1984, S.67

lieueinflüssen aus der Bahn ihrer Veranlagung geworfen werden. Sie zeigen aber genauso, dass das letzte Wort, die letzte Entscheidung darüber, bei den Personen selber liegt. *Jean-Paul Sartre* hat dies prägnant auf den Punkt gebracht: „Freiheit ist, wie wir mit dem umgehen, was uns widerfährt". Damit ist die Mär vom allgewaltigen Erziehungsfaktor in ihre Schranken gewiesen und ebenso die bequeme Ausrede Süchtiger, ihre Eltern, die Dealer oder der Staat seien an ihrem Schlamassel schuld. Kein Mensch ist bloß passives Opfer seiner Umstände (von Kindern und hirnorganisch Geschädigten abgesehen), jeder Mensch ist aktiver Mitgestalter seiner Umstände – aber natürlich kann er die Umstände auch so gestalten, dass er ihnen zum Opfer fällt.

Der Faktor „Erziehung"

Fragen wir jetzt nach dem Drittel „Erziehungsfaktor". Was kann dieser überhaupt leisten, wenn ihm ein Mehrgewicht an Erbgut und Eigenanteilen gegenübersteht? Hier wäre Resignation fehl am Platz. Jede Erziehung öffnet Tore zur Menschlichkeit oder Unmenschlichkeit, je nachdem. Sie garantiert nicht, dass die Heranwachsenden die geöffneten Tore durchschreiten werden, doch verschlossene Tore zu durchschreiten ist bekanntlich noch viel schwieriger. Gelingt es Eltern und Lehrern somit, Tore zur Menschlichkeit aufzustoßen, ist das ein herrliches Geschenk an ihre Nachkommen. Leichten Fußes können sie in Richtung eines begnadeten Lebens tänzeln. Ob sie es wollen, müssen sie aus sich selbst holen.

Eines der einladendsten Tore zur Menschlichkeit ist die Erziehung zur Liebe. Alle guten Fachbücher lehren: Kinder brauchen Liebe. Zu ergänzen wäre allerdings: sie brauchen nicht nur Liebe, sondern auch *Liebesfähigkeit!* Denn nur dank der Kraft *eigener* Liebe werden sie eines fernen Tages von der Ebene des Brauchens in die Ebene des Gebraucht-Werdens überwechseln, was sie vom reinen Empfangen und Konsumieren endgültig abnabeln wird. Wie weichenstellend dieser Ebenenwechsel ist, sei an einem Modellprojekt illustriert, das in den 80er Jahren des vorigen Jahrhunderts zur allgemeinen Verwunderung daneben ging. Pädagogen hatten es zur Verhinderung von Fanatismus und Ausschreitungen bei Fußballspielen und sonstigen Sportveranstaltungen ausgetüftelt, um Zuschauer vor den gefährlichen Übergriffen jugendlicher Rowdies zu schützen. Das Projekt sah vor, den Aggressoren andere Varianten der Bedürfnisstillung anzubieten, darunter Fanclubs, Jugendtreffpunkte, Kreativ-Werkstätten und umgebaute Kellerräume, in denen sie ihre überschüssigen Energien „harmlos" an Matten und Boxerbällen abreagieren konnten. Leider trat das Gegenteil des angepeilten Effekts ein. Die Aggressionen flossen nicht ab, sondern heizten sich zusätzlich auf. Das harmlos Geglaubte entartete zum Brutalitätsdoping, die Clubs entrieten zu Drogenhöllen.

Was war der „Wurm" im Denkschema? Es überstieg die Ebene des Brauchens nicht! Was brauchen die jungen Leute zu ihrer Entwicklung? Dies und das. Sie sollen es haben. Und wenn sie sich dennoch nicht positiv entwickeln? Dann brauchen sie offenbar noch mehr und anderes. Auch das sollen sie haben ... Über eine Zulieferung des Gebrauchten kam

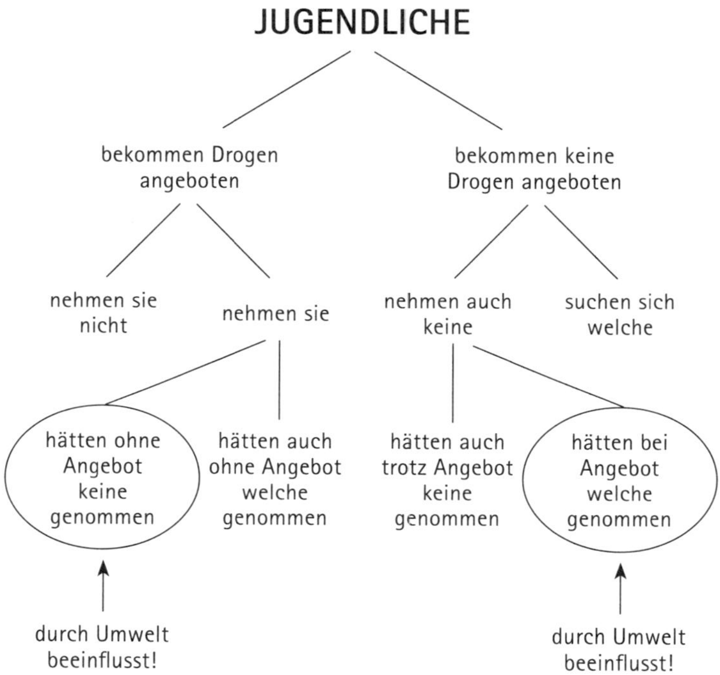

man nicht hinaus; eine Erziehung zum Gebraucht-Werden fand nicht statt. Das tiefste und menschlichste „Bedürfnis" der jungen Leute, ihre Sehnsucht, irgendwo und irgendwann selber für etwas nützlich und wertvoll zu sein, war unberücksichtigt geblieben.

Als der berühmte Pädagoge *Eduard Spranger* seinerzeit davon sprach, dass der wesentlichste Weltanschauungsunterschied,

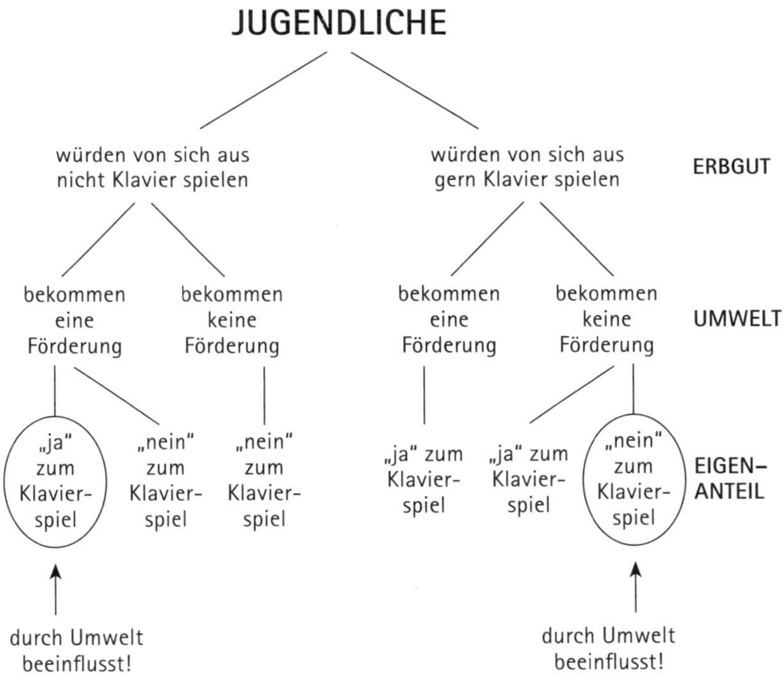

den es gibt, der „zwischen einem Sich-treiben-Lassen und einem Sich-verantwortlich-Fühlen sei“[5], meinte er zweifellos, dass es nicht genügt, Heranwachsenden zu vermitteln, wann und wo sie sich einigermaßen schadenfrei treiben lassen können. Sie müssen lernen, Verantwortung zu tragen und eigenständig zu steuern, notfalls gegen einen vorherrschenden Frust- und Triebdruck. Verantwortung besteht nicht zuletzt auch

5 Eduard Spranger, „Wege zur Daseinsgestaltung.“ Hrsg. 1952 von Hans Walter Bähr

darin, einem Konkurrenten den verdienten Sieg zu gönnen und sich selbst zu disziplinieren, um Unschuldige nicht büßen zu lassen, was einen ärgert. Dafür aber bedarf es der Liebe in ihrem weitesten und schönsten Sinne: der Liebe zum fairen Sport, der Trotzdem-Liebe zum Gegner, der Grundsatz-Liebe zum Unschuldigen und sogar der Liebe zu sich selbst – einem von Schandtaten „unbefleckten" Selbst. Es bedarf der Liebe ..., *nicht der, die man empfängt, sondern der, die man austeilt.*

Wenn die Erziehung die Ebene des Brauchens überbetont, pflanzt sie eine Anspruchshaltung in die jungen Seelen ein, die im Leben nicht durchzuziehen ist. Es gibt keinen realen Anspruch auf etwas, weder auf Glück und Gewinn, noch auf Frustabfuhr im Verlust. Im Zeichen solchen Anspruchs endet jeder Kummer schnell in kummervermehrendem Geheul. Führt die Erziehung hingegen behutsam zur Ebene des Gebraucht-Werdens empor, hilft sie angesichts von Ärgernissen zu erstarken und Bestmögliches aus Kümmernissen zu machen.

Ist der „Wurm von einst" aus den heutigen Denkschemata eliminiert? Schauen wir uns ein krasses Beispiel seiner Fortsetzung an. Im August 2000 ist das russische Atom-U-Boot „Kursk" untergegangen. Tagelang ist vergebens versucht worden, die Mannschaft vor dem Erstickungstod zu retten. Ergreifende Fotos von den verzweifelten Angehörigen, die sich noch an winzige „Hoffnungsstrohhalme" klammerten, gingen damals durch die Presse. Da stand u. a. in der FAZ zu lesen: „Während eine Frau zusammenbricht, geht die Ärztin weiter und spritzt auch den anderen 400 Angehörigen Beruhigungsmittel. Der Leiter der Psychiatrie in Murmansk rechtfertigt diese Spritzenattacke: Der Einsatz von Beruhigungsmitteln in solchen Situationen sei gängige Praxis.“

Was brauchen die verzweifelten Angehörigen? Künstliche Gleichgültigkeit? Erzwungene Ruhe? Sie sollen sie haben ... Ist die Verzweiflung dann dahin? Wer dies glaubt, belügt sich selbst. Wesentlich würdiger wäre es gewesen, die Angehörigen auf der Ebene des Gebraucht-Werdens zu versammeln und ihnen in Solidarität die Aufgabe ans Herz zu legen, einander zu stützen und zu trösten. Bei weitem sinnvoller wäre es gewesen, aus ihnen eine „Armee des Aufstandes“ zu rekrutieren gegen Krieg und Kriegswerkzeuge, Soldatentum und Gewalt. Am Menschlichsten aber wäre es gewesen, mit ihnen zu weinen über den Tod ihrer Gatten, Väter und Söhne, auf dass jene in der gemeinsamen Trauer eines ganzen Volkes unvergessen bleiben.

Die Beispiele beweisen, wieviel giftiges Suchtpotential der „Wurm“ aus jenem Denkschema enthält. Das Modellprojekt aus dem vorigen Jahrhundert hat den Drogenkonsum in den Jugendclubs hochgepuscht. Die Spritzenattacke von Murmansk hat seelisch angeschlagene Menschen an die Nadel gehängt. Nach der Devise „Was brauch’ ich, um das Leben auszuhalten?“ ist „Stoff“ beschafft worden, da wie dort. Gute Erziehung hingegen signalisiert von Anfang an eine umgekehrte Devise der Art: „Du hältst alles aus, weil das Leben dich braucht!“

Wer *das* weiß, ist sozusagen imstande, ohne jeglichen „Stoff“ durch das offene Tor der Menschlichkeit zu schreiten, beschwingt und frei. Komme, was wolle.

Relaxation und Willensstärkung

Wir haben festgestellt, dass der Mensch kein Produkt und Ergebnis seiner Einflussfaktoren ist. Tasten wir uns, mit diesem Leitmotiv ausgerüstet, näher an die Suchtthematik heran. Wo immer sie zur Sprache kommt, wird gewöhnlich mit dramatischen Zahlen operiert. Allein in Deutschland leben Tausende heroinabhängiger Fixer, jedes achte Kind zwischen 12 und 14 Jahren hat schon Drogenerfahrung, die Dunkelziffer des Alkoholismus beträgt ein sechsfaches der statistisch erfassten Krankheitsfälle, usf. Obwohl *Horst Eberhard Richter* einst in seinem Buch „Die Gruppe" behauptet hat, dies alles sei „das Ergebnis einer Vielzahl miteinander verzahnter Probleme, angefangen vom inhumanen Wohnen bis hin zur Unterdrückung der kindlichen Phantasie, gestörten Zweierbeziehung und Stress an den Schulen", teilen wir seine Auffassung nicht. Die Wohnkultur ist in Deutschland luxuriöser als in den meisten übrigen Ländern der Erde. Die Phantasie blüht oft gerade unter Einschränkungen auf, wie zahlreiche Berichte von benachteiligten Gruppierungen beweisen. Scheidungswaisen werden nicht signifikant häufiger zu Drogen verleitet als Kinder aus intakten Elternhäusern. Und das Bildungsniveau an unseren Schulen ist in den letzten Jahrzehnten eher gefallen als gestiegen. Es ist gefährlich, ständig äußere Belastungen als Beweggründe zur Sucht anzuprangern, weil es die Idee schürt, man sei geradezu *prädestiniert* zur Sucht, wenn zufällig eine der Belastungen auf einen selber zutrifft.

Vielleicht sind es überhaupt weniger die Belastungen, die Menschen schwächen, als die *Ent*lastungen. Dieser Gedanke ist keineswegs absurd. Extreme Not mag physisch kritisch sein – wegen dem damit verbundenen Nahrungsmangel oder der schlechten ärztlichen Versorgung, aber Überfluss, das gegenpolige Extrem, wirkt sich psychisch umso kritischer aus. Not mobilisiert wenigstens noch Kräfte zu ihrer Überwindung (solange sie sich nicht mit dem Phänomen der Apathie paart); der Überfluss tut nichts dergleichen. Er etabliert einen eher ziellosen Zustand ohne Anreize und Spannung. Deswegen erfinden Überflussgesellschaften kompensatorisch die verrücktesten Unterhaltungsformen, wie z. B. in unserer Zeit das nächtelange Internet-Surfen, den Highlight-Sturz von der Autobahnbrücke am Seil oder das hörschädigende Ekstase-Diskovergnügen mit chemischer Keule im Hirn.

Es sei dennoch unbestritten, dass es auch in Überflussgesellschaften Schicksalsschläge und Unglücke gibt, die Menschen aus dem Gleichgewicht werfen können. Bezüglich einer Suchtauslösung durch solch gravierende Ereignisse schrieb *Viktor E. Frankl* den einleuchtenden Satz:

„Der Mensch, der sich zu betäuben versucht, löst kein Problem, schafft ein Unglück nicht aus der Welt; was er aus der Welt schafft, ist vielmehr eine bloße Folge des Unglücks: der bloße Gefühlszustand der Unlust ... Aber der Akt der Hinsehens erzeugt nicht den Gegenstand, und der Akt des Wegsehens vernichtet ihn nicht.“[6]

Wie wahr ist das! Wenn eine Mutter, deren Kind gestorben ist, fortan Schlafmittel konsumiert, steht ihr Kind von den Toten

6 Viktor E. Frankl, „Ärztliche Seelsorge.“ Deuticke, Wien, 10. Aufl. 1982, S. 117

nicht auf. Die Mutter entflieht der Wirklichkeit für Nachtstunden, allein, die Wirklichkeit ändert sich deswegen kein bisschen. Was sich ändert, nämlich verringert, ist die Kraft der Mutter, sich mit der Wirklichkeit auseinanderzusetzen. Je abhängiger sie wird, desto weniger Sinnperspektiven dringen in ihr umnebeltes Bewusstsein, und desto weniger kann sie ihr Leben trotz des furchtbaren Verlustes in irgendeiner Form annehmen und weiterführen.

Wieder sind wir bei der Fehlhaltung angelangt, dass ein „Schein" dem „Sein" vorgezogen wird, im genannten Fall der Schein angenehmen Vergessens dem Sein wacher Trauer. *Frankl* verglich solch bedauernswerte Opfer kurzfristiger Illusionen mit jenen Ratten im Käfig, die Elektroden zu Versuchszwecken ins Sättigungszentrum ihres Gehirns einoperiert bekamen und daraufhin per Tastendruck Elektroreize auslösen konnten, die ihnen ein Sättigungsgefühl vermittelten. Diese Ratten wurden alsbald süchtig auf die Elektroreize und die damit verbundene simulierte Hunger-Befriedigung, und „befriedigten" sich per Tastendruck bis zu 100mal am Tag. Das echte Futter, das ihnen währenddessen geboten wurde, ließen sie unberührt – sie waren ja satt, wenn auch nur „scheinbar". Ähnliche Irreführungen dürfen wir bei Menschen vermuten, die sich regelmäßig künstlich erzeugten Scheinwelten zuwenden: sie begnügen sich mit „Sinnestäuschungen" in der doppelten Bedeutung des Wortes und gehen an den echten Werten und Sinnaufgaben ihres Lebens blindlings vorbei.

Demnach kann man die beiden existentiell bedeutsamen Ursprungsmotive zur Sucht folgendermaßen zusammenfassen: Entweder wird die Betäubung gesucht, um einen großen Schmerz wegzudrücken, oder es wird der „Kick" gesucht, um eine Leere zu füllen. Entweder ist Not unüberwindbar geworden oder es ist Langeweile unerträglich geworden. Beide Extreme, Not und Leid wie Überfluss und Langeweile, verlocken zum Ausscheren aus der Wirklichkeit.

Bedenken wir nun auf dieser Basis die *praktische psychotherapeutische Arbeit mit Abhängigen.*

Stationäre Therapie

Bei schwerem Suchtmittelkonsum kann man nicht mit einer Psychotherapie des Wortes auskommen, auch nicht mit Logotherapie. Der Kranke ist geistig „zugemauert“, kein Wort und kein Argument würden ihn mehr erreichen. Seine ureigentlich-menschliche Seinsdimension ist blockiert, seine Willenskraft in höchstem Maße gebrochen. Deshalb muss der therapeutische Erstansatz auf der körperlichen und psychischen Ebene des Patienten erfolgen. Körperlich in Form ärztlich überwachter Entgiftung, psychisch in Form eines hinreichend lange andauernden Entwöhnungsprogramms. Bei Alkohol- oder Drogenabhängigkeit ist ein stationärer Aufenthalt des Patienten unumgänglich. Die Hölle des Entzugs ist gewaltig, für Nichtkranke unvorstellbar, das Durchhalten an einsamer Front fast unschaffbar. Gelegentlich gibt es Kranke, denen es *doch* gelingt – ihnen sollte ein Heldendenkmal gesetzt werden! Das Gros der Patienten jedoch wäre ohne festes soziales Netz rundum, ohne strikte Anweisungen des Personals und lückenlose Kontrollen dazu nicht in der Lage.

Zu diesem Zeitpunkt ist nur *eines* entscheidend: ob der Abhängige am Gipfelpunkt seiner Suchtkarriere, dort, wo sein Leben auf der Kippe zum Tod balanciert, begreift, dass das Suchtmittel sein Ende bedeutet, nicht sofort und nicht nur organisch, aber bald und vor allem in Hinblick auf jegliche Manifestation seiner Personenwürde. Es ist mehr als seine Gesundheit, die auf dem Spiel steht. Es ist das göttliche Ebenbild in ihm, das sich verhüllt, was ihn zur äffischen Fratze entgleiten lässt ... Begreift er dies im Zuge seiner Entwöhnung und geistigen Renaissance, hat er eine sagenhaft gute Chance. Zwar liegt dann immer noch ein steiniger Rettungspfad vor ihm, beidseitig von senkrechten Verführungsabgründen flankiert, dennoch neigt sich ihm das Leben allmählich wieder zu – das Leben in Fülle. Begreift er es nicht ... man erlaube mir, eine zweite Parallele zu Ergebnissen aus der Verhaltensforschung an Ratten zu ziehen.

Ratten sind erstaunlich kluge Tiere. Allerdings erfreuen sie sich keiner großen Beliebtheit bei den Menschen. In den Städten und Dörfern würde man sie am liebsten ganz ausrotten, was wegen ihrer Intelligenz nicht so einfach ist. Legt man zum Beispiel vergifteten Köder für sie aus, der geruchsfrei ist, also nicht erkannt werden kann, fressen zwei oder drei Ratten diesen Köder und fallen tot um. Ihre Artgenossen, die den Vorgang beobachten, ziehen aber die richtigen Schlüsse daraus und hüten sich künftig, vom Köder zu naschen. Blitzschnell lernt das gesamte Rattenvolk, die ihm drohende Gefahr zu lokalisieren und zu vermeiden. Eine beachtliche kognitive Leistung für die kleinen Gehirne! Da der Mensch aber noch ein bisschen intelligenter ist als die Ratten, gelingt es ihm dennoch, sie auszutricksen. Er erfindet einen vergifteten Köder, dessen Gift mit einer Verzögerung von fünf Tagen wirkt. Ratten, die ihn fressen, hüpfen zunächst quietschvergnügt von dannen. Sie tummeln sich mit vollem Bauch in den Gängen ihrer Behausungen und zeigen keinerlei Beschwerden. Fünf Tage später bleiben sie irgendwo tot liegen, weit entfernt von dem Platz, wo sie den Köder gefunden und gefressen haben. *Hier* bringen ihre Verwandten keinen Zusammenhang zwischen beiden Ereignissen, dem Fressen und dem Sterben, mehr hin; dafür reicht ihr Rattengehirn nicht aus. *Diese* Köder dezimieren das Rattenvolk erheblich.

Nun sage man nicht, dass Süchtige, die sich einen Rückfall leisten, nicht jenen Ratten ähneln! Sucht tötet. Aber eben nicht gleich und auch nicht nach fünf Tagen, sondern mit einer Verzögerung von Wochen, Monaten oder Jahren. Wer ist da dumm genug, „den Köder zu fressen“?

Ambulante Zwei-Stufen-Therapie

Nehmen wir an, ein Patient habe schließlich den beschriebenen Therapiekomplex von körperlicher Entgiftung, psychischer Entwöhnung und Begreifen der tödlichen Gefahr seiner Sucht erfolgreich „geleistet“. Er wird aus der stationären Therapie entlassen, mit normalisierten Blutwerten und einer eingeimpften Aversion gegen das Suchtmittel. Er betritt den steinigen Rettungspfad in die Freiheit. Wie geht es mit ihm weiter? Zumeist verfügt er kaum mehr über Ressourcen aus seiner „vorsüchtigen“ Vergangenheit. Umso massiver kriecht die Angst vor der Zukunft in ihm hoch. *Jetzt* bricht die existentielle Not mit voller Stärke durch, die im Stadium der Abhängigkeit gar nicht registriert worden ist. *Jetzt* drängt sich die Frage auf, wozu der Heilungsaufwand überhaupt gut war, und welchen Wert ein beschädigtes Leben in Dauerabstinenz haben kann? Lockend öffnet der rechte Abgrund sein Maul und raunt dem Rekonvaleszenten zu: „Es hat doch alles keinen Sinn mehr, Dein Leben ist sowieso verpfuscht!" Und aus dem linken Abgrund zischelt es: „Außerdem bist Du viel zu schwach, um durchzuhalten. Gib' auf, genieße, was Du noch genießen kannst, und lass' es drauf ankommen!"

Um ein „Schutzgitter" vor den beiden Abgründen aufzubauen, bedarf es einer ambulanten Zwei-Stufen-Therapie.

Die 1. Stufe muss mit dem „Du bist viel zu schwach ..." aufräumen. Dafür sind Entspannungsübungen wie Autogenes Training, Yoga oder Meditationsverfahren geeignet, wobei der Patient an das Abhören von Kassetten gewöhnt wird. Sobald er eine Technik zur körperlichen Entspannung beherrscht, werden Formeln zum *suggestiven Willenstraining* miteingeflochten, die den Weg zur 2. Stufe, zum speziell logotherapeutischen *Sinnfindungsgespräch*, ebnen sollen, damit auch das verführerische Motto: „Es hat doch alles keinen Sinn mehr ..." ausgedient hat.

Suggestive Methoden operieren stets in der psychischen Ebene, doch können sie die Aktivierung geistiger Kräfte vorbereiten. Sie sind vor allem dann angezeigt, wenn das Durchhaltevermögen eines Patienten gering ist, er sich also auf sich selbst nicht recht verlassen kann. Dabei ist es ungünstig, das Therapieziel direkt zu suggerieren, etwa bei Patienten nach Entziehungskuren den Vorsatz: „Rauchen ade", „Ich brauche keinen Stoff mehr", „Ich rühre nie wieder eine Spritze an" und ähnliches. Diese Vorsätze sind schon zu oft gefasst und gebrochen worden, ihre Glaubwürdigkeit ist gegen Null gesunken. Nein, beim *suggestiven Willenstraining* ist keine Rede vom Verzicht auf ein Suchtmittel, sondern die Rede von der wachsenden Freiheit und Willensstärke des Patienten. Zwischen die üblichen Entspannungstexte eingestreute Formulierungen können etwa sein: „Ich bin meinen Trieben und Gefühlen nicht untertan. Ich habe einen freien Willen und werde ihn festigen, um mein Leben neu zu gestalten. Ich spüre diesen meinen inneren Willen mehr und mehr. Er erwacht in mir gemäß meinen wahren Vorstellungen und Zielen. Ich spüre ganz deutlich: mit seiner Hilfe werde ich mein Leben meistern! Je schwieriger es wird, desto stärker werde ich sein ..."

Es hat sich bewährt, die auf Kassetten gesprochenen Übungen den Patienten mit nach Hause zu geben. Denn sobald die Patienten allein zu Hause sind, mit ihren schwankenden und teilweise noch sehr trüben Stimmungslagen und den großen Anforderungen eines jeden Neubeginns, geht ihre innere Erregung und Unrast schnell wieder los, und ihre besten Vorsätze drohen über Bord zu fallen. In solchen Momenten von ihnen zu verlangen, sie mögen sich bequem hinlegen und eine Entspannungsübung aus der Erinnerung absolvieren, wäre eine glatte Überforderung. Brauchen sie aber nur die Tonkassette einzulegen und abzuhören, können sie sich „gedankenlos" der suggestiven Wirkung der Ruheformeln hingeben und wie nebenbei die Begriffe von Freiheit und Willenskraft in sich einsaugen.

Hierzu kommt bei ehemals Süchtigen, dass sie gewohnt waren, sich eines Hilfsmittels zu bedienen, um ihren inneren Zustand zu verändern, sprich: aufzuhellen. Beim Entzug wurde ihnen ihr (destruktives) Hilfsmittel weggenommen, sogar verboten – wie froh sind sie dann, gibt man ihnen stattdessen ein anderes (konstruktives) Hilfsmittel an die Hand: die Kassette. Und sollten sie darauf wieder süchtig werden? Na, tausendmal besser als auf Alkohol, nicht wahr? Außerdem wird das Abhören der Kassette irgendwann uninteressant. Man kennt den Text auswendig. Sich wenige Minuten hinzulegen, genügt zu seinem „inneren Abspulen".

Hier ein Demonstrationsbeispiel:

Eine meiner Patientinnen war eine junge Frau mit fünf kleinen Kindern, die nach der Inhaftierung ihres Mannes in einen Schlafmittelmissbrauch hineingeschlittert war. Als die Nachbarn die Kinder eines Tages stundenlang brüllen und weinen hörten, verständigten sie die Polizei, die die Tür aufbrach und die Frau halb bewusstlos vorfand. Die Kinder wurden provisorisch in Pflegefamilien untergebracht, während die Frau in eine Klinik kam. Nach ihrer Entlassung drohte ihr der Verlust ihrer Kinder, sollte sie einen Rückfall haben, doch sie schwor, dass sie sich auf der Stelle umbringen würde, müssten ihre Kinder in ein Heim. Man empfahl ihr eine psychologische Nachsorge, und so gelangte sie zu mir.

In unseren Gesprächen wurde deutlich, dass die junge Frau zu Pillen gegriffen hatte, wann immer sie von der Angst um die Zukunft ihrer Familie geschüttelt worden war (eine durchaus verständliche Angst, wenn der Ehemann im Gefängnis sitzt!) oder wenn sie wegen ihrer Kinder durchgedreht hatte (ebenfalls gut nachfühlbar bei fünf Kleinkindern, die allesamt die Aufmerksamkeit der Mutter beanspruchen!). In solchen Stresssituationen hatte sie sich verkrampft und nach dem erlösenden In-Schlaf-Versinken gesehnt.

Hier boten sich geradezu ideal Entspannungsmethoden nach *Jacobson* an, die sie mit Eifer erlernte. Als sie sie beherrschte, ließ ich Formeln zum *suggestiven Willenstraining* mit einfließen nach der Art: „Sie bleiben ruhig, ganz ruhig, nichts kann Sie stören, alle Ängste sind verflogen, alle Krämpfe sind gelöst, alle Sorgen zur Seite gelegt ... Sie konzentrieren sich jetzt nur auf Ihren eigenen, festen Willen. Sie atmen ihn ein, Sie atmen ihn aus, was Sie auch tun, er durchweht sie und steht für Sie bereit ... Sie spüren ihn ganz intensiv: Ja, Sie wollen gesund werden, Sie wollen gesund sein, für sich, für Ihre Kinder, für die Zukunft ..., Sie bleiben ruhig und entspannt, nichts kann Sie stören ...“

Die Frau gewöhnte sich rasch an die Kassetten und behauptete bald, diese wären viel effizienter als das Valium, das man ihr (riskanterweise!) in der Klinik verschrieben hatte. Zum Einschlafen besprach ich ihr eine Extrakassette mit posthypnotischer Weckung für den Morgen, bei der sie abends im Bett bloß die Hand auszustrecken und das Gerät abzuschalten brauchte, um sanft von der Entspannung in den Schlaf hinüberzugleiten. Damit gestützt versorgte sie ihre Kinder ausgezeichnet, was sogar die Nachbarn registrierten. Allmählich riet ich der Patientin, den Kassettenrecorder leiser zu drehen, bis sie kaum noch ein Flüstern vernahm. Ich erklärte ihr, sie sei nun selbständig in der Lage, bei Bedarf die innere Ruhe herbeizurufen, sich auf ihren neugewonnenen Willen zu besinnen, und ihn nach der Entspannungspause in den Alltag mitzunehmen.

Im Zuge ihrer Willensfestigung sollte sie auch kleine Beweise dafür erbringen. Wir diskutierten Handhabungen und Konfliktbewältigungen von Szenen, die sie leicht ins Schleudern zu bringen pflegten. Wenn sich z. B. eines ihrer Kleinkinder weigerte, seinen Brei zu löffeln, und stattdessen damit in der Küche herumspritzte, sollte dies kein Anlass mehr zur Aufregung sein. Die Frau sollte gelassen reagieren, den Brei eben wegstellen, das Kind säubern, ins Kinderzimmer verfrachten und ihm bis zur nächsten Mahlzeit nichts Essbares geben. Sie lernte, ruhiger und konsequenter zu bleiben und kleine Vorkommnisse nicht zu dramatisieren, wodurch sich die Wahrscheinlichkeit für Rückfall-Auslösungen bei ihr rapide verringerte.

Nach mehreren Wochen berichtete sie mir, dass sie die Kassetten nicht mehr benötigte. Sie konnte sich bei Verkrampfungen hinlegen, beruhigen und „ihren festen Willen spüren", wie sie sagte. Überhaupt war sie ausgeglichener geworden – stabil genug für logotherapeutische *Sinnfindungsgespräche.* Wir überlegten gemeinsam, was sie für ihre Familie und ihr eigenes Leben beitragen konnte, um die selbstgewählten Aufgaben positiv und zufriedenstellend zu erfüllen. Im Vordergrund stand die Aufgabe, fünf Kinder zu tüchtigen und fröhlichen Menschen zu erziehen, aber auch ihrem Mann zu helfen, nach seiner

Rückkehr wieder im bürgerlichen Leben Fuß zu fassen. Es erwies sich als vernünftig, die drei jüngeren Kinder in einen heilpädagogischen Kindergarten zu integrieren. Dadurch konnte die Frau vormittags, wenn die beiden älteren Kinder in der Schule waren, putzen gehen, was das Finanzbudget der Familie aufbesserte und ihr erlaubte, sich gelegentlich etwas Schönes zu gönnen. Der Zufall wollte es, dass sie bei einer Baufirma anfing, bei der noch offene Stellen für ungelernte Arbeiter vorhanden waren. Nachdem sie sich dort eingearbeitet hatte, und man sie als verlässlich und ordentlich kannte, bat sie ihren Chef, auch ihrem Mann eine Chance zu geben und ihn nach seinem Gefängnisaufenthalt probeweise aufzunehmen.

Ein Jahr später traf ich die junge Frau auf der Straße, mit zwei Kindern an der Hand und einem großen Einkaufskorb. Freudestrahlend kam sie auf mich zu und erzählte, dass sie und ihr Mann bei jener Baufirma beschäftigt seien, und – dabei strahlten ihre Augen besonders glücklich – dass sie und ihr Mann beide nicht mehr rückfällig geworden seien; er nicht mit einem Griff in die Ladenkasse, und sie nicht mit einem Griff zu Schlaftabletten. „Die Kinder merken es auch", sagte sie, „dass es uns jetzt zu Hause gut geht. Und stellen Sie sich vor, wir sparen sogar auf einen Gebrauchtwagen; das wird herrlich, wenn wir alle miteinander am Sonntag ins Grüne fahren können, um dort Picknick zu machen! Ihre Kassetten besitze ich noch für den Notfall, aber ich glaube, ich habe jetzt wirklich einen festeren Willen. So schnell wirft mich nichts mehr um!"

Ich gratulierte ihr und wünschte ihr Gottes Segen für die Zukunft.

Die logotherapeutische Zutat

Wie bei dieser Patientin ist es mir häufig gelungen, emotional labile Personen über den Umweg eines *suggestiven Willenstrainings* zu einer echten Willenskräftigung zu führen, weil sie die Überzeugung gewannen, tatsächlich über mehr Konzentrations- und Durchhaltevermögen zu verfügen, und sich dementsprechend entschiedener disziplinierten. Dazu fällt mir ein Ausspruch von *Bertrand Russell* ein, der einmal gemeint hat:

„Alles Wohl, das der Menschheit zuteil geworden ist, geht aus dem Versuch hervor, das Gute zu festigen, und nicht aus dem Kampf gegen das Schlechte."

Ein gewichtiges Wort für die Suchtkrankenhilfe! Abschließend ein paar Gedanken zur letzten Therapiestufe, den *Sinnfindungsgesprächen.*

Sinn kann nicht vom Therapeuten gegeben, sondern muss vom Patienten gefunden werden. Was der Therapeut tun kann, ist, Sinnchancen aufzuzeigen. Wo genau zeigt er sie auf? *Innerhalb* der jeweiligen Grenzen. Die individuellen Probleme eines Menschen stecken gleichsam dessen Grenzen ab. Sie lauten z.B.: „Ich habe keine Lust zu etwas", „Ich sehe keinen Hoffnungsschimmer", „Ich fühle mich schlapp und mutlos", „Ich bin einsam und verlassen", etc.. Freiheit bzw. freie Wahl wohnen im Innenraum solcher Grenzen, nicht außerhalb von ihnen. Die Freiheit besteht darin, etwas zu unternehmen, *mit oder ohne* Lust, Hoffnung, Mut oder mitmenschliche Unterstützung. Freiheit heißt, Ja zu sagen zu etwas, *wegen oder trotz* dessen Qualität. Was zählt, ist, dass in Freiheit gewählt wird, denn alles Nichtgewählte verharrt im Risikofeld der Vergänglichkeit. Was zählt, ist, dass Verwirklichungswürdiges unter dem Verwirklichungsmöglichen gewählt wird, sei es schwer oder leicht. In dieser Hinsicht muss bei den Patienten beharrlich nachgehakt werden, denn allzu gern fixieren sie sich auf ihre Grenzen und übersehen dabei das Trotzdem-Machbare, das ihnen „im Namen des Lebens" abverlangt und aufgetragen ist.

Ein verbreiteter Verengungsfaktor von Grenzen ist das chronische Selbstmitleid. Es wirkt wie ein Strudel, der in lichtlose Schlünde hinabzieht. Ihm gesellen sich der Hader mit dem Schicksal zu, die unfruchtbare Frage: „Warum gerade ich?", die Vorwürfe gegen Elternhaus und Gesellschaft (der klassische Entschuldigungsgrund für eigene Mängel!), sowie das permanente Gejammer über Unzulänglichkeiten in sich selbst („Ich bin halt so"). Doch sogar innerhalb solch enger Grenzen lassen sich noch Sinnchancen entdecken. Denn unglückliche Erlebnisse und dramatische Schicksalskonfigurationen bergen just die Chance in sich, ein überragendes menschliches Verdienst zu erwerben, indem über deren Negativeinfluss seelisch-geistig hinausgewachsen wird. *Frankl* nannte diesen Vorgang „die Verwandlung einer Tragödie in einen Triumph" und wies ihm den allerhöchsten Stellenwert spezifisch humaner Leistungskapazität zu. Keine intellektuelle oder sonst geniale Glanzdarbietung des Menschen könne sich damit messen.

Frankls Argumente eignen sich perfekt als Gegenmittel gegen das chronische, engmachende Selbstmitleid. Dem Patienten wird erläutert, dass es gewiss kein Kunststück ist, Lebenserfolg und Zufriedenheit zu erringen, wenn man optimale Startbedingungen vorgefunden hat, Verständnis und Förderung aus der Mitwelt erhalten hat, und vielleicht auch noch mit einem stabilen Naturell ausgestattet ist. Je behindernder jedoch die Ausgangslage eines Lebens war, desto anerkennenswerter und beachtlicher ist jeder Minifortschritt aus eigener Initiativkraft. Der Patient soll verstehen, dass er bei *seiner* Vergangenheit auf jedes winzige Bemühen mächtig stolz sein kann, sich aus ihrem Sog zu lösen, um in gesündere Bahnen zu gelangen. Nicht immer weist die Strecke, die hinter uns liegt, den Weg in die Zukunft. Mitunter ist ein gegenwärtiger Knick notwendig, oder gar eine spitze Kehrtwende, um wahrhaft Zukunft zu erobern. Arbeitet der Patient daran, ist er seiner schlimmen Vergangenheit alsbald entronnen – eine Heldentat! Niemand mit sorgloser Vergangenheit kann daran heranreichen!

Wir sehen, nicht selten gilt es *zwei* Abhängigkeiten beim Suchtkranken zu durchbrechen: die vom Suchtmittel und die von seinen geschichtlichen Umständen. Solange ein Kranker behauptet: „*Weil* sich meine Eltern wenig um mich gekümmert haben, bin ich in den Alkohol abgerutscht“, hält ihn die Rutsche magnetisch umkrallt. Vollzieht er die Kehrtwende und sagt: „*Obwohl* sich meine Eltern wenig um mich gekümmert haben, werde ich mein Leben vernünftig organisieren“, gibt ihn die Rutsche frei.

Fassen wir die einzelnen Stufen effizienter Suchtkrankentherapie, deren ersten vier bislang erörtert worden sind, zusammen:

- **I** Körperlicher Entzug (stationär)
- **II** Psychische Entwöhnung (stationär)
- **III** Entspannungstraining incl. suggestivem Willenstraining (ambulant)
- **IV** Sinnfindungsgespräche (ambulant)
- **V** Nachbetreuung (in längeren Abständen)

Die Logotherapie, die laut ihrem Begründer eine „Psychotherapie vom Geistigen her und auf Geistiges hin" ist, kann auf Stufe III eingeklinkt werden, da, wo es um die Themen von Freiheit und Willenskraft geht, und auf Stufe IV mit ihrem vollen Instrumentarium eingesetzt werden. Abrundend, auf Stufe V, stellt sie sich der großen Herausforderung der Rückfallprophylaxe, der das nächste Kapitel – am Beispiel „Alkoholsucht" – gewidmet ist.

Gedanken zur Alkoholikernachbetreuung

Primär zielt jede solide psychologische Nachbetreuung auf mehr als auf Rückfallprophylaxe ab. Sie darf sich nicht darauf beschränken, vor Stolpersteinen zu warnen, um ein Stolpern bei den Rekonvaleszenten zu verhindern. Der Weg selbst ist zu bedenken: der Weg, der darauf wartet, von einer bestimmten Person gegangen zu werden; der Weg, der es wert ist, von ihr eingeschlagen zu werden; der Weg, der sie zu den Höhen ihrer menschlichen Existenz geleiten kann. Wer auf *seinem* Weg ist, stolpert nicht so leicht, wer aber nur ängstlich darauf achtet, nicht zu stolpern, kann leicht seinen Weg verfehlen. Nachsorge ist die Ausschau nach dem Essentiellen, die Zuwendung zum Eigentlichen, ist im Anschluss an einen Gesundungsprozess die Schärfung des Bewusstseins, *wofür* die wiederhergestellte Gesundheit wichtig und notwendig ist und genützt werden kann.

Der Sinn des Lebens ist nicht der, gesund zu bleiben und Krankheiten vorzubeugen. Vielmehr ist es umgekehrt. Einzig und allein wenn das Leben für einen Menschen Sinn hat, ist es für diesen Menschen auch sinnvoll, gesund zu bleiben und Krankheiten vorzubeugen. Auf die Alkoholproblematik bezogen bedeutet dies: Das Trockenbleiben ist kein Lebensinhalt, sondern die unabdingbare Voraussetzung zur Erfüllung eines Lebensinhaltes. Deshalb bleiben zuletzt diejenigen trocken, die um die Erfüllung eines solchen Lebensinhaltes ringen, und nicht diejenigen, die ums Trockenbleiben kämpfen.

Mit Lebensinhalt ist hier nicht einfach ein bestimmtes Vorhaben gemeint, das quasi zur Beschäftigung ausgedacht und angepackt werden soll. Freilich ist es vom psychohygienischen Standpunkt aus begrüßenswert, wenn jemand etwas vor hat, insbesondere, weil er dann auch etwas *vor sich* hat. Trotzdem kann das bestgeplante Vorhaben misslingen, kann seine Durchführung plötzlich schief laufen. Hängt dann die innere Stabilität eines Menschen an dem bestimmten Vorhaben, ist im Fall des Misslingens der Rückfall schnell geschehen. Dies ist gefährlich, denn alle unsere irdischen Projekte sind anfällig, nichts ist uns garantiert, ständig werden wir in irgendeiner Form frustriert.

Aber es ist nicht das Wesentliche, dass wir bei unseren Vorhaben Erfolg haben und uns gar auf der Gewinnerseite halten können. Während unsere individuellen Ziele verlierbar sind, ist der konkrete Sinn-Anruf der jeweiligen Lebenssituation *ein immerwährender und ein sich stets neu erschließender* – sogar im Scheitern, noch im Misslingen menschlicher Vorhaben ist Sinnerfüllung möglich in der Art und Weise, wie ein Ziel eben aufgegeben, bzw. mit welcher Haltung ein Plan, der sich als unrealisierbar erweist, zurückgelegt wird.

Rufen wir uns das Kernstück aus jenem Brief eines „geretteten" Alkoholikers nochmals in Erinnerung, den ich am Anfang dieses Buches zitiert habe. Es lautete:

„Meiner Frau, die mich u. a. wegen meines exzessiven Alkoholkonsums verlassen hatte, ging es schlecht, und ich wollte meinen Arbeitsplatz erhalten, um sie und unsere Tochter unterstützen zu können. So bin ich abstinent geworden."

Zweifellos ist das Elend der engsten Angehörigen für den Briefschreiber ein starkes Motiv zur Enthaltsamkeit gewesen. Ein selbsttranszendentes Motiv, wie wir in der Logotherapie sagen würden, also ein Motiv, das über die Abstillung eigener Bedürfnisse hinausreichte und sich an der Außenwelt, am Wohl einer Sache oder eines Mitmenschen, orientierte.

Der Alkoholiker hat sich von einem selbsttranszendenten Motiv leiten lassen, was eminent hoffnungsvoll aussieht, denn nur über die Brücke hingebungsvoller Selbstvergessenheit gelangt der Mensch zu seiner wahren Bestimmung, wie wir bereits wissen. Dennoch stellt sich beim Lesen der abgedruckten Textstelle die Frage, was passiert wäre, hätte die getrennt lebende Frau des Briefschreibers einen betuchten Freund kennen gelernt, der ab sofort galant für sie gesorgt hätte? Wäre der Briefschreiber abstinent geblieben? Nun, er *wäre* es, wenn er mittlerweile einen inneren Wachstumsschritt vollzogen hätte, nämlich die Bereitschaft entwickelt hätte, seine geistigen Fühler auszustrecken und mit ihrer Hilfe abzutasten, was angesichts veränderter Konstellationen auf ihn wartet.

Wahrscheinlich ein veränderter Sinn. Nicht mehr die Erhaltung des Arbeitsplatzes, um Frau und Tochter unterstützen zu können. Aber vielleicht die Erhaltung des Arbeitsplatzes, um seiner Tochter als vorbildlicher Vater gegenübertreten zu können, oder um wertvolle Bekanntschaften und Kontakte pflegen zu können, oder um eine Weiterbildung in Angriff nehmen zu können, oder schlichtweg um der Gesellschaft nicht zur Last zu fallen.

Warum jedoch hätte der Briefschreiber dazu einen inneren Wachstumsschritt vollziehen müssen? Nun, weil er in der Zeit *vor* seinem Abstinenzentschluss diese Fähigkeit – jede vorzufindende Lebenssituation mit geistigen Fühlern auf ihr spezifisches Sinnangebot abzutasten – nicht besessen oder zumindest nicht bewiesen hat. Seine Worte: „Meiner Frau, die mich u. a. wegen meines exzessiven Alkoholkonsums verlassen hatte ..." verraten es uns. Wenn die spätere finanzielle Notlage seiner Frau ein Motiv hergegeben hat, ihr zuliebe mit dem Alkohol Schluss zu machen, dann hätte die psychische Notlage seiner Frau während der Ehe und als die Ehe schon zu kriseln begann, nicht minder ein Motiv hergegeben, der Bewahrung der Familie zuliebe auf den Alkohol zu verzichten. Damals aber waren die Antennen des Mannes offenbar noch nicht auf den Sinn-Anruf ausgerichtet, der seine Ehekrise durchtönt haben muss. Eine schwerere Erschütterung ist notwendig gewesen, um ihn in seinem Innersten zu erreichen. So wird in Zukunft alles darauf ankommen, dass seine ausgefahrenen Antennen ausgefahren bleiben, und dass sie beweglich genug bleiben, um zu vernehmen, *was* da jeweils ertönt, *wozu* er gerufen ist, wieder und wieder, ein Leben lang.

Es kann nicht das Hauptanliegen der Nachbetreuung Süchtiger sein, ihnen die unablässige Bedrohung ihrer Existenz durch Alkohol oder Drogen einzuhämmern. Dass sie gefährdet sind, selbst nach jahrelanger Abstinenz, müssen sie bis dahin gelernt haben – es war Pflichtteil und Pflichtübung ihrer Therapie. Trotzdem macht ihre Suchtneigung nicht ihr gesamtes Menschsein aus, erzählt nicht die komplette Geschichte ihres Lebens. Deshalb darf der Zwang zum demütigen Bekenntnis einer dispositionellen Schwäche nicht den Schlussakkord jeglicher Rehabilitationsmaßnahme bilden. Nachbetreuung muss mehr anpeilen, nämlich:

1) die Stimulierung der ehemaligen Patienten zum Einsatz ihrer persönlichen Stärken, und

2) die Förderung ihrer Fähigkeit, wahrzunehmen, was eines solchen Einsatzes wert ist.

Nur ein permanenter Sinnfindungsprozess kann den optimalen Schutz gegen die (verführerisch getarnte) Selbstzerstörung gewährleisten. Wieso? Weil aus ihm – keimhaft zart und dennoch stetig – die Selbstachtung erwächst.

Die Bedeutung der Selbstachtung

„Ich verachtete mich sowieso wegen meiner verdammten Schwäche", hat unser Briefschreiber schwarz auf weiß niedergelegt.

Sein Satz ist als dramatisch einzustufen. Alles darf unbeschadet verloren gehen, Hab und Gut, Liebe und Freundschaft, Beruf und Gesundheit, sogar Selbstbewusstsein und Selbstvertrauen, bloß die Selbstachtung nicht! Sie ist das Bestehen-Können vor sich selbst und vor Gott. Sie ist die subjektive Spiegelung der objektiven und unveräußerbaren Würde des Menschen, die nicht beeinträchtigt wird von Krankheit, Siechtum, Verfehlung oder Tod. Sie ist keineswegs die Spiegelung dessen, was unsere Mitmenschen von uns halten, sondern steht und fällt damit, was wir selber von uns halten. In ihr reflektiert sich, ob jemand in tiefster Ehrlichkeit seiner eigenen Existenz zustimmen kann, weil es aus irgendeinem erfahrbaren Grunde okay ist, dass er da ist, oder ob sich das lähmende Empfinden in seine Seele einschleicht, dass es im Großen und Ganzen egal ist, ob es ihn gibt oder nicht, weil er – genau besehen – überflüssig ist. Die Selbstachtung ist in Kurzformel unser *Ja zum Sein*, das an unseren Willen angedockt ist, die jeweils sinnvollsten Handlungen und Haltungen zustande zu bringen, die unseren Gegebenheiten entsprechen; es hängt an unserer *Entscheidung zum Sinn*. Vielleicht kann ein Beispiel diese komplizierten Querverbindungen erläutern:

Ein Schiffssteward hatte die Pflicht, der Schiffsmannschaft das Essen zu servieren. Eines Tages, als er wieder einmal beim Servieren war, ärgerte sich der Erste Offizier über ein Stück Fleisch auf seinem Teller, das nicht ausreichend durchgebraten war, obwohl er wiederholt in der Küche Bescheid gegeben hatte, wie er seine Steaks zubereitet wünschte. Der Erste Offizier ärgerte sich dermaßen, dass ihn die blinde Wut packte, und er den Teller samt Inhalt dem Schiffssteward, der gerade den Raum verlassen wollte, hinterher warf. Letzterem blieb nichts anderes übrig, als zähneknirschend die Scherben und Essensteile aufzukehren und sich die Saucenspritzer von der Jacke zu waschen. Als er damit fertig war, ging er grollend in seine Kajüte und betrank sich. Zu seinem Pech wurde er in betrunkenem Zustand aufgefunden und musste sich später einem Disziplinarverfahren unterziehen, das ihn beinahe seinen Arbeitsplatz gekostet hätte.

Überlegen wir uns die „Pointe der Geschichte". Es ist die Geschichte von zwei Personen, die beide reichlich unglücklich aus ihr hervorgegangen sind. Die eine Person ist der Erste Offizier. Er hat sich hinreißen lassen, seinen Ärger über ein nervenaufreibendes Ereignis an einem Unschuldigen abzureagieren. Er hat einen Teller zerbrochen, ein Essen verdorben, einen Menschen gekränkt. Dass diese Handlungen keine sinnvollen gewesen sind, kann ihm trotz möglicher Ausflüchte vor seinem Gewissen nicht verborgen bleiben, ebensowenig wie die Tatsache, dass er sinnvollere Möglichkeiten besessen hätte, mit seiner Entrüstung über das halbgare Fleisch umzugehen. Er hätte es zurückschicken oder selber mit dem Koch reden können; er hätte schalkhaft anordnen können, dass ab sofort ein Leuchtplakat mit den kulinarischen Extraanliegen der Offiziere neben dem Küchenherd aufgehängt werde, etc. Freilich hat ihm, dem obersten Vorgesetzten, niemand einen lauten Vorwurf gemacht; auf der zwischenmenschlichen Ebene ist er glimpflich davongekommen. Dennoch wird unweigerlich ein Unbehagen in ihm nachschwingen, ein leises Gefühl der Beschämung, ein lästiges Gefühl der Schuld. Die „Wahl wider den Sinn" wird künftig an seiner Selbstachtung nagen. Stolz kann er ja nun wirklich nicht sein auf sein cholerisches Bravourstück!

Die zweite beteiligte Person ist der Schiffssteward. Auch er ist mit einem nervenaufreibenden Ereignis konfrontiert worden, und auch er hat die Wut darüber an einem Unschuldigen ausgelassen, nämlich an sich selbst, indem er sich betrank. Bis zu dem Zeitpunkt, da er die Scherben zusammenkehrte, hätte er noch zu sich aufsehen können, in Ruhe und innerer Harmonie. Er war zwar beleidigt worden, aber die Verantwortung dafür lag auf fremden Schultern, nicht auf den seinen. Von ihm war nichts Sinnwidriges ausgegangen. Für ihn hatte sich lediglich die Frage gestellt, wie er gleichsam sinnvoll auf die erlittene Sinnwidrigkeit reagieren sollte, was seine beste Antwort auf das schmerzliche Ereignis sein konnte.

In der Kajüte hatte er Zeit, sich dies zu überlegen. Wenn er sich die Zeit dafür genommen hätte, wäre es ihm vermutlich sinnvoll erschienen, in einer stillen Minute das Gespräch mit dem Ersten Offizier zu suchen und diesem in höflichem Ton rückzumelden, dass die Szene mit dem nachgeworfenen Teller nicht in Ordnung gewesen ist. Schließlich hatte er, der Schiffssteward, das Fleisch ja nicht gebraten. Ein solches Vorgehen hätte dem Ersten Offizier die Chance zugespielt, sich bei ihm zu entschuldigen und die Angelegenheit mit einer Freistunde oder ähnlichem zu bereinigen. Wobei der Erste Offizier seine Selbstachtung rückgewonnen hätte, während der Schiffssteward sie nie eingebüßt hätte. Im Gegenteil, sogar im Fall eines kühlen Abblitzens bei seinem Vorgesetzten hätte er immer noch stolz auf sich und seinen Mut sein dürfen.

Doch der Schiffssteward hat einen anderen Weg gewählt: die Flucht in die Besänftigung mittels Alkohol, d. h., die Fortsetzung einer fremden Sinnwidrigkeit in Form einer eigenen Sinnwidrigkeit. Danach konnte er nicht mehr zu sich selbst aufsehen, sondern fand sich wieder auf der Stufe seines Gegners, auf die er hinabgeglitten war. Zwar hat er ungerechtfertigt ein Leid empfangen, aber er hat auch Leid vermehrt in der Welt – ein Leid, das er seinem Körper zugefügt hat, und das, wenn er seinen Arbeitsplatz verloren hätte, noch mehr Unschuldige, etwa seine Familie, mitbetroffen hätte.

Lernen wir daraus, dass es aus ethischer Perspektive irrelevant ist, was wir im Leben empfangen: Freud oder Leid, Zuwendung oder Abweisung, Lob oder Tadel. Relevant ist stets, wie wir darauf reagieren und was von uns ausgeht ... wesentlich ist die *Antwort*, die wir auf ein Ereignis geben, sei dieses erhebend oder enttäuschend, eine *Antwort*, die wir selbst bestimmen und ver-*antworten* müssen[7]. Kein Mensch ist je an einer Frustration allein „zerbrochen", wohl aber haben sich viele Menschen mit negativen *Reaktionen auf Frustrationen* ins Unglück gebracht, weil sie, wie am Beispiel gezeigt, Sinnwidriges in der Welt fortgesetzt haben, statt ihm sinnvoll zu begegnen.

Deshalb ist es unabdingbares Plansoll jeder effizienten Nachsorge, den zu Betreuenden die Augen dafür zu öffnen, dass kein schicksalhaftes Leid, das sie jemals erleben mögen, an ihrer Selbstachtung rütteln wird. Dass es umgekehrterweise ihre Selbstachtung stärken wird, je tapferer sie sich jenem Leide stellen und es ertragen, sofern sie es nicht verändern können. Dass hingegen jedes Leid, das sie selber ins Leben hineingeben werden, *also nicht das erlittene, sondern das zugefügte*, auf ihrer Seele liegen und an ihrer Selbstachtung rühren wird. Ist doch das bekannte Schamgefühl des Alkoholikers nichts anderes als die Stimme seines gesunden Ichs, die beharrlich darauf hinweist, dass Trinken keine Antwort auf Lebensprobleme ist, zumindest keine bejahungswürdige, hinter der und zu der ein Mensch stehen kann. Solange dieses Stimmchen spricht,

7 vgl. dazu Viktor E. Frankl, Der unbewusste Gott, Kösel, München, 5. Aufl. 1979, S.13

besteht Hoffnung; und wir wissen, dass es bis zuletzt spricht, solange sich der geistige Funke im Menschen noch regt.

Blicken wir kurz auf die Schiffsgeschichte zurück. Worauf gründet sich unser Optimismus, dass sie trotz ihres schlechten Anfangs noch gut ausgehen könnte? Was würde denn ein „happy end" herbeiführen? Doch nur eine (über das gesunde Schamgefühl geweckte und gezündete) Reue des Ersten Offiziers, die ihn veranlassen könnte, seinem Untergebenen die Hand zu reichen und zu bekennen, dass ihm das Vorgefallene leid tut. Oder eine (über das gesundes Schamgefühl geweckte und gezündete) Reue des Schiffsstewards, die ihn veranlassen könnte, den eisernen Vorsatz zu fassen, im Dienst nie mehr zu trinken, komme, was wolle. Oder, was am allerschönsten wäre, beides gemeinsam. Unsere Geschichte wäre dann die Geschichte der Wandlung zweier Personen, die eine Schuld auf sich geladen haben, aber an der von ihnen freiwillig übernommenen Schuldtilgung über sich selbst hinaus und zu reiferen Menschen herangewachsen sind. Das „Happy end" gibt es nicht nur im Märchen, sondern auch in der Wirklichkeit, und zwar immer dann, wenn sich jemand zu dem entscheidet, was Sinn hat. Dann wandelt sich gesunde Scham in erhebende Zufriedenheit, dann wandelt sich innere Schwäche in innere Stärke, dann wandelt sich So-Sein in Anders-Sein. Der mehrfach zitierte Briefschreiber hat es bestätigt, als er schrieb: „Jetzt kann ich die Schuld abtragen, die ich auf mich geladen habe. Ich bin ein anderer Mensch geworden."

Einen abschließenden Punkt gilt es zu verdeutlichen. Das Sinnmögliche ist zu verwirklichen, *ob es uns leicht oder schwer fällt*. Das klingt extrem fordernd. Doch hat der Süchtige vorwiegend deshalb ein schweres Los, weil er das Leichte bevorzugt. Ihm ist langweilig? Na, ein paar Schnäpse hinter die Binde, und schon sieht alles recht lustig aus. Das ist leicht. Schwerer wäre es, selber kreativ zu werden, um freie Zeit produktiv auszugestalten. Er ist schüchtern und gehemmt? Traut sich keinen Erfolg zu? Na, mit ein paar Promille Alkohol im Blut überspringt er derlei Barrieren in hohem Bogen. Schwerer wäre es, eine Sache samt Schüchternheit und trotz Unsicherheit in Selbstüberwindung anzufangen. Diese Beispielskizzen lassen sich vielfältig variieren, die Quintessenz ist jedoch immer dieselbe: ein unangenehmes Gefühl wird kurzfristig vertrieben, ein angenehmes Gefühl wird kurzfristig erzeugt – um den Preis langfristiger Schäden und desolater Existenz. Was ist (um Himmels Willen!) so begehrenswert an einem vorüberhuschenden Lustgefühl, was so schrecklich an einem vergänglichen Unlustgefühl? Wirklich frei ist, wer sich löst vom Getriebenwerden durch Ängste und Begierden; frei ist, wer auf emotionaler Ebene nichts wünscht und nichts fürchtet, sondern sich unverkrampft ausliefert einem gefühlsmäßigen Mitschwingen im Lebensvollzug, wie er nun einmal ist.

Ein junger Mann fragte mich einmal im Beratungsgespräch etwas provokant: „Was haben Sie eigentlich gegen den Drogenkonsum einzuwenden?" Darauf erwiderte ich ihm: „Das sage ich Ihnen gerne. Ich bin gegen jede Art von Sklaverei. Was die Droge Ihnen schenkt, das ist ein temporärer Gefühlszustand, den Sie in gesteigertem Maße als angenehm erleben.

Aber was die Droge Ihnen raubt, das ist die Freiheit, nicht nach diesem Gefühlszustand zu gieren, ihn nicht ständig herbeizusehnen, nicht ständig an ihn denken zu müssen. Wissen Sie überhaupt, wie herrlich es ist, emotional frei zu sein? Unirritierbar zu sein von irgendeinem Störgefühl, für dessen Entstörung Sie Ihren Seelenfrieden verkaufen müssen?" Der junge Mann wurde bei meinen Worten sehr nachdenklich.

Zugegeben, unsere Epoche ist der Suchtprävention abhold. Die Trends der westlichen Fun- und Spaßgesellschaft zielen auf Lustmaximierung ab. „Der lange Genuss" – ein Werbespot der Zigarettenindustrie. „Jetzt genießen, später bezahlen" – ein Werbespot der Kreditwirtschaft. Das ist die Sklaverei der Moderne. Bauen wir ein Gegengewicht auf gegen den Zwang zum Genuss! Leben wir bescheiden und erhalten wir uns unseren Seelenfrieden! Wenn wir dies den uns anvertrauten Menschen vorexerzieren, mag ihnen eines Tages aufgehen, *welch ein Reichtum es ist, entsagen zu können*. Dazu eine fernöstliche Geschichte, die den Wert von innerer Freiheit und innerem Frieden ins Licht rückt wie kaum eine andere, wobei es der Phantasie des einzelnen anheim gestellt sei, König Alkohol im Gewand eines übergroßen Diamanten wiederzuerkennen:

Der Stein[8]

Der Sannyasi hatte den Dorfrand erreicht und ließ sich unter einem Baum nieder, um dort die Nacht zu verbringen, als ein Dorfbewohner angerannt kam und rief: „Der Stein! Der Stein! Gib mir den kostbaren Stein!"

„Welchen Stein?" fragte der Sannyasi.

„Letzte Nacht erschien mir Gott Shiwa im Traum", erklärte der Dörfler, „und sagte mir, ich würde bei Einbruch der Dunkelheit am Dorfrand einen Sannyasi finden, der mir einen kostbaren Stein geben würde, so dass ich für immer reich wäre."

Der Sannyasi durchwühlte seinen Sack und zog einen Stein heraus. „Wahrscheinlich meinte er diesen hier", sagte er, als er dem Dörfler den Stein gab. „Ich fand ihn vor einigen Tagen auf einem Waldweg. Du kannst ihn natürlich haben."

Staunend betrachtete der Mann den Stein. Es war ein Diamant. Wahrscheinlich der größte Diamant der Welt, denn er war so groß wie ein Kindskopf. Der Dorfbewohner ergriff den Diamanten und lief nach Hause. Die ganze Nacht über wälzte er sich im Bett und konnte nicht schlafen. Am nächsten Tag weckte er den Sannyasi bei Anbruch der Dämmerung und sagte: „Gib mir den Reichtum, der es dir ermöglicht, diesen Diamanten so leichten Herzens wegzugeben!"

---

8 Anthony de Mello, „Warum der Vogel singt." Geschichten über das richtige Leben, Herder, Freiburg, 4. Aufl 1985, S.103

Und wie überleben die Angehörigen?

Viktor E. Frankl war nicht nur ein genialer Arzt und Philosoph, sondern auch ein begeisterter Bergsteiger, der in den österreichischen Alpen steile Kletterpfade bezwungen hat. Er wusste genau, was auf steinigen Wegen bergauf und bergab hilft. Da die Angehörigen von Suchtkranken jahrzehntelang auf besonders steinigem Gelände wandeln, immer auf- und abpendelnd zwischen den Zinnen der Hoffnung und den Abgründen der Verzweiflung, und immer „außer Atem" vor lauter Anstrengung, einen Schritt voranzukommen ohne mitsamt ihrem süchtigen Familienmitglied abzustürzen, seien die ärztlich-philosophischen Erkenntnisse *Frankls* nachstehend in Form von „Bergsteigerweisheiten" an sie weitergereicht. Was hätte er, der erfahrene Berg- und Menschenführer, der viele gebeugte Seelen auf den Gratwanderungen ihres Lebens begleitet hat, den Angehörigen von Suchtkranken zum Selber-Heilbleiben empfohlen?

I Den Rucksackinhalt überprüfen

Zunächst dies: Jeder trägt einen Rucksack mit sich. Das ist auf den Bergen so. Wichtig ist dabei nicht ausschließlich, dass dieser Rucksack *leicht* ist, sondern dass er enthält, was *nötig* ist. Denn was nützt der leichteste Rucksack, wenn uns später am Berg droben fehlt, was wir dringend brauchen? Die erste Lektion betrifft daher das Packen des Rucksackes. Was laden wir uns auf? Nötiges? Unnötiges? Was nehmen wir mit? Was lassen wir hinter uns zurück?

Kramen wir ein bisschen in unserem Rucksack: was haben wir da zwischen unseren Fingern? Sorgen – klar! Sind sie unbedingt nötig oder können wir sie vor unserem nächsten Aufstieg aus dem Rucksack hinausbefördern? Dazu will ich einen einfachen Trick verraten: Man zähle seine Sorgen im Rucksack, und danach zähle man die Menge der Liebe im Rucksack, und wenn beides die selbe Anzahl ergibt, behalte man alles, wie es ist. Bedeutet doch jede Liebe unweigerlich eine Sorge um das Geliebte. Jede Sorge ist nötig, die einer geliebten Sache oder Person gilt. Und würden wir uns nicht im Herzen darum sorgen, wäre uns jene Sache oder jene Person egal, so wäre sie der Gegenstand unserer Liebe nicht. Ein Rucksack ohne Liebe aber würde – von himmlischer Hand gewogen – sicher für „zu leicht befunden" für eine Reise zu den Gipfeln menschlichen Daseins.

Sollten wir beim Zählen unserer Sorgen allerdings feststellen, dass sie die Menge der Liebe im Rucksack überragen, ist eine Neuüberprüfung geboten. Dann haben wir zu viele Sorgen im Rucksack, darunter unnötige, die unsere Schritte überflüssigerweise belasten. Es sind jene Sorgen, die nicht von der Liebe *zu* etwas, sondern von der Angst *vor* etwas erzeugt werden. Und Angst ist ein schwerer Ballast auf dem Rücken, damit gerät man schnell ins Keuchen. Während die Sorge um einen geliebten Menschen kreativ, tolerant und stark macht, ist die Angst eine kontraproduktive Kraft, die hemmt und lähmt.

Zugegeben, Suchtprobleme schaffen „angsteinjagende" Lebensprognosen. Es drohen chronische Erkrankungen und katastrophale Persönlichkeitsveränderungen bei den Betreffenden,

Entwürdigungen und Gewalt, finanzieller und wirtschaftlicher Ruin in ihrem Umkreis. Dennoch verhindert die Angst vor einem drohenden Unglück jenes Unglück nicht, sie verdüstert nur die Zeitspanne davor, ob das Unglück eintritt oder nicht. Ich kannte eine Frau, die sich 20 Jahre lang fürchtete, an Krebs zu erkranken, und am Ende an einer simplen Lungenentzündung starb. Auf Grund der sie quälenden Krebsangst hat sie die 20 Jahre vor der fatal endenden Lungenentzündung als nicht minder fatal erlebt. Dergleichen ist zu schade! Erfahrungen aus der Psychotherapie lehren uns, dass die antizipatorische Angst vor einem Unheil dieses sogar irgendwie anzieht. Ständige Furcht wird zum Mitauslöser seelischer und körperlicher Krisen bzw. verleitet zu Fehlreaktionen just dann, wenn es auf durchdachte und gefasste Reaktionen ankommt.

Wie lässt sich der Angst nun Einhalt gebieten ... wie hievt man diesen Ballast aus dem Rucksack? Dazu gibt es ein seltsam-paradoxes Rezept von unserem „Bergführer“ *Viktor E. Frankl: Man muss sich von seiner Angst unangreifbar machen*. Sie droht mit etwas Fürchterlichem? Schön, soll die Drohung wahr werden! Was kann passieren? Menschliches Leben ist auf jeden Fall endlich. Wir haben keine Unendlichkeit zu verlieren, und unsere Angehörigen auch nicht. Vielleicht aber haben wir etwas zu gewinnen in der Art, wie wir unsere Endlichkeit ausformen. Die vorhin zitierte Frau mit der Krebsangst hat ihr Leben so oder so eingebüßt – wenn nicht durch eine Krebserkrankung, dann durch eine Lungenentzündung. Doch sie hat Zusätzliches eingebüßt, und darum ist schade: Sie hat *Gelegenheiten ihres Lebens* eingebüßt, die fröhlicher und bunter als mit dräuenden Zukunftsvisionen hätten gefüllt werden können! Und alles Eingebüßte ist für eine genauso unendlich lange Zeit eingebüßt, wie alles froh Gefüllte für eine unendlich lange Zeit gefüllt worden ist, nämlich ein für allemal.

Entwinden wir deswegen unserer Angst ihr Drohmittel, indem wir uns (hypothetisch) einverstanden erklären mit dem Schlimmsten, das geschehen mag – um hinzugehen und das Beste aus dem zu machen, was geschieht! Konkret: überantworten wir unser süchtiges Familienmitglied seinem Schicksal, überlassen wir es der mehr oder weniger steilen Rutschbahn in den Tod, auf der es dahinschlittert. Keine Bemühung Nahestehender wird es aus der Rutschbahn herauskatapultieren. Nichts außer der eigenen Entschlusskraft wird es retten. Konfrontieren wir uns also furchtlos mit seinem denkbaren Untergang und schöpfen wir die Chancen seiner und unserer gemeinsamen Gegenwart aus.

II Reiseproviant einpacken

Haben wir den Inhalt unseres Rucksackes geprüft und die Sorgen unserer Liebe angeglichen, was bedeutet, dass wir alle guten Wünsche, Hoffnungen, Segnungen, unsere Einsatzbereitschaft und Arbeitsfreude für denjenigen, der uns am Herzen liegt, miteingepackt, aber ein eventuelles Erschrecken vor möglichen Schrecknissen der Zukunft wieder ausgepackt haben, dann besorgen wir uns noch einen stärkenden „Reiseproviant“: eine reichliche Portion *Humor*, der es (nach *Frankl* und in Anlehnung an *Heidegger* und *Binswanger*) verdienen würde, ein *Existential* genannt zu werden *wie die Sorge und die Liebe.*

Der Humor ist schon im „normalen" Leben als köstliche Wegzehrung zu verstehen, sozusagen bevor es zu Auszehrungen kommt, die eine intensive Aufpäppelung erfordern. Es gibt kaum eine weisere Definition von ihm als die volkstümliche, wonach Humor ist, wenn man trotzdem lacht. Gerade dieses Trotzdem ist im Rucksack unverzichtbar für sämtliche Notfälle des Aufstiegs. Wenn unsere Füße über spitzes Geröll straucheln, die steilen Wände vor uns unüberwindlich scheinen und der Abhang an unserer Seite schwindelnd tief – dann ist das Trotzdem gefragt, kein verbissenes, sondern ein lächelndes, das beschwingt erschauen lässt, dass sogar Hindernisse ihre Haltegriffe und Abhänge ihre Mulden haben, und dass über allem die Sonne scheint, die die spitzen Steine zum Glitzern bringt, damit die Mühsal des Darübersteigens weniger schwer fällt. Humor ist, wenn man innerlich abrückt von dem kleinen Wanderer auf dem riesigen Berg, der man selber ist, wenn man auf Distanz geht zu sich und seinen aktuellen Problemen, und aus der Distanz heraus mit einem lachenden und einem weinenden Auge zurückblickt auf die kleine Figur, die sich da abstrampelt, mitunter in die falsche Richtung läuft, mitunter auf der Stelle tritt, aber im Großen und Ganzen den Weg erklimmt, der eben der ihre ist.

Ich hatte eine Patientin, deren Mann jahrelang – berufsbedingt – jeden Monat nur wenige Tage daheim bei seiner Familie sein konnte. Einmal äußerte ich dieser Frau gegenüber mein Staunen, dass ihre Ehe trotzdem gehalten hatte. Kenne ich doch viele Ehen, die allein am Wochenenddienst oder Schichtdienst eines der beiden Partner gescheitert sind. Die Frau antwortete spontan, dass ihr und ihrem Mann glücklicherweise die Zeit zum Streiten gefehlt habe; sie hätten stets „Flittertage" miteinander verbracht, und sobald der graue Alltag nahte, sei ihr Mann schon wieder abgereist ... Für eine Frau, die drei Kinder nahezu allein großgezogen hat, ist dies ein beachtlicher Standpunkt! Hinter ihrem Lächeln verbarg sich sinnschwangerer Ernst: der Wille zum Zusammenhalt.

III Bergkameradschaft üben

Das Wort „Zusammenhalt" ist ein wichtiges Stichwort. Denn nachdem jetzt unsere Rucksäcke gepackt sind – mit viel Liebe und gleich viel Sorgen, ohne Angst und mit einem gehörigen Schuss Humor – wollen wir in Gedanken losmarschieren und jene Wegstrecke aufsuchen, die speziell geeignet ist, irdische Wanderer ins Schwitzen zu bringen. Betrachten wir sie als „imaginäre Teststrecke", auf der sich erweisen soll, ob die Last auf dem Rücken in die Knie zwingt oder eher die Muskelkraft der Knie stählt und erhöht.

Grundsätzlich gilt: Mit steigendem Gefahrengrad sind Menschen in steigendem Maße auf einander angewiesen. Deshalb darf auch kein Bergsteiger einen anderen im Stich lassen. Angehörige von seelisch Kranken befinden sich in einer ähnlichen Verpflichtung. Sobald sich ein Lebensdrama ankündigt, ist es das Gebot der Stunde, einander beizustehen und sich nicht noch zusätzlich zu bekriegen. Das ist zwar jedermann einsichtig, doch existiert leider eine Falle namens *Schuldzuweisung*, in der sich die klügste Einsicht verfängt. Echte Bergsteiger haben es diesbezüglich einfacher: einen plötzlichen

Schlechtwettereinbruch oder Schneesturm werfen sie einander nicht vor. Im Leben hingegen ist es komplizierter. Krisenzeiten lassen vehement die Frage aufbrechen, wie es zur Krise hat kommen können. Mit sachgerechten Erklärungen hapert es gewöhnlich. Tausend Zufälle haben mitgespielt, lange Vorgeschichten werfen lange Schatten, der soziale Einflussradius ist unabschätzbar, und die frei getroffenen Entscheidungen eines Beteiligten können zwingend-logisch auf überhaupt keine Ursachen zurückgeführt werden, sonst wäre sie eben nicht frei.

Tötet sich zum Beispiel ein Familienmitglied selbst, was zum Schlimmsten zählt, was einer Familie widerfahren kann, ist es weder aus wissenschaftlicher noch aus menschlicher Sicht möglich, im nachhinein festzustellen, *warum* dies geschah. Natürlich wird man vieles mutmaßen und allerlei „Gründe" für die Tat rekonstruieren, doch muss ehrlicherweise zugegeben werden, dass schlichtweg jeder von uns ununterbrochen „Gründe" hätte, sich umzubringen. Jeder hätte genügend Sorgen in seinem Rucksack, um auf der Stelle behaupten zu können, er habe keine Lust mehr zum Weiterwandern. Dennoch ziehen wir unseres Weges, weil wir daneben genügend Liebe in unserem Gepäck haben; Liebe zum Leben und seinen Aufgaben. Wieso aber ein Mensch die Liebe aus seinem Gepäck verloren hat, wissen wir nicht. Ganz sicher nicht nur deswegen, weil seine Sorgen so groß waren ...

Bei einem Selbstmord mag Diverses zusammenwirken: das depressive Naturell einer Person oder sonst eine krankhafte Veranlagung, eine betrübliche äußere Lebenssituation, eine herbe Enttäuschung, ein fehlendes Urvertrauen und manches mehr, doch die letzte Entscheidung ist nicht zu hinterfragen, sie bleibt eine urpersönliche des Betreffenden, die niemals aufgeklärt, sondern bloß noch respektiert werden kann.

Trifft ein solcher Schicksalsschlag eine Familie, ist es demzufolge völlig unangebracht, wenn sich die Angehörigen gegenseitig Vorwürfe machen, dieser oder jener hätte den Toten in den Tod getrieben, dies und das wäre schuld an dessen Verzweiflung gewesen, usw.. Schuld gibt es zwar im menschlichen Leben, daran ist nicht zu rütteln, doch niemals Schuld an der Entscheidung eines anderen, sondern allein Schuld an den eigenen Fehlentscheidungen; und die muss jeder mit sich selbst aushandeln, die braucht ihm von niemandem „zugeschoben" werden. *Echte Schuld kann man weder einreden noch ausreden,* so meine Erfahrung, echte Schuld spiegelt sich am Gewissensboden des Menschen, der sie begangen hat. Allerdings setzt echte Schuld Freiheit voraus, und in bezug auf die Handlungen unserer Mitmenschen besitzen wir keine Freiheit, nicht einmal als Eltern in bezug auf die Handlungen unserer Kinder.

Darum ist es das Wichtigste – was auch geschieht, zusammenzuhalten und zusammenzurücken, denn gemeinsam trägt es sich leichter. Und noch etwas sei nicht vergessen: *Jeder trägt es auf seine Weise!* Wer nach außen hin „ungerührt" wirkt, muss es in Wahrheit nicht sein. Der Schmerz hat zahllose Gesichter. Einst erzählte mir eine Mutter, die ihren Sohn ein Jahr zuvor verloren hatte, verbittert, dass ihr Mann diesen Sohn stets abgelehnt habe, was sich u. a. daran zeige, dass er niemals dessen Grab besuche. Sie selbst gehe täglich auf den Friedhof. Zwei Wochen später sprach ich mit ihrem Mann. Als ich das Thema

„Sohn" anschnitt, vertraute er mir unter Schluchzen an, dass er es nicht verkrafte, am Grab seines Sohnes zu stehen. Schon der Gedanke daran würge ihm die Kehle zu ...

Der Schmerz hat, wie gesagt, viele Gesichter. Wer ihn lindern will, darf keine Vorwürfe über ihm auskippen, deren Rechtfertigung zudem äußerst zweifelhaft ist. Im Gegenteil: Trost und Kameradschaft sind auf der ganzen Linie angesagt. Wie die Bergsteiger im Nebel oder Sturm einander die Hände reichen müssen, müssen es die Angehörigen von Suchtkranken auch. Ohne Berührung der Schuldfrage stapfen sie gemeinsam durch ihren Schmerz hindurch.

IV Einen Wegeplan schmieden

Aus der allgemeinen Psychotherapie wissen wir, dass Konflikte tunlichst nicht schwelen sollen. Andererseits ähnelt nicht jede emotionale Austragung von Konflikten einem „reinigendem Gewitter". Manchmal schlägt dabei der Blitz ein – auf den Bergen wie in den Herzen den Konfliktparteien. Von logotherapeutischer Seite wird deshalb eine moderate Lösung vorgeschlagen: *die Erarbeitung eines sinnvollen Beschlusses, der eine bestehende Konfliktlage* (vorläufig oder generell) *beschliesst.*

Der Beschluss kann ein gemeinsamer oder ein einseitiger sein, je nach Gegebenheit. Besteht ein Konflikt zum Beispiel darin, dass jemand von der lauten Radiomusik seines Nachbarn gestört wird, könnte ein mit dem Nachbarn gemeinsam gefasster Beschluss darauf hinauslaufen, dass dessen Musik tagsüber bis

17 Uhr toleriert wird, während der Nachbar künftig ab 17 Uhr Kopfhörer verwendet. Sollte mit dem Nachbarn jedoch nicht zu reden sein, könnte ein einseitig gefasster Beschluss lauten, dass die Wand zu dessen Wohnseite hin schallisoliert wird. Freilich ist beides nicht ideal. Das Tolerieren der Musik tagsüber bzw. das Investieren von Isolationskosten verlangen Opfer. Trotzdem sind diese wesentlich besser als ein unendlicher Streit im Haus, vorausgesetzt, sie sind innerlich wirklich *beschlossen* worden. Denn dann werden diese Opfer nicht als „einem vom bösen Nachbarn aufgedrückt" erlebt, sondern als „eigene vernünftige Reaktion" auf eine missliche Situation.

Ein innerer Beschluss kann einen Konflikt auch dadurch entschärfen, dass er die Gleichzeitigkeit von zwei Forderungen in ein Nacheinander umwandelt, was oft im Leben nötig ist. Einer meiner werktätigen Patienten stand einmal an seiner Drehbank und musste sich auf das Bedienen der Maschine konzentrieren. Aus den Augenwinkeln bemerkte er, dass einer seiner Kollegen an diesem Morgen sichtlich bedrückt war. Mein Patient wollte nachforschen, was mit ihm los sei, dabei aber seine Arbeit nicht vernachlässigen. Hin- und hergerissen gab er nicht acht und geriet mit einer Fingerkuppe in die Maschine. Im Endeffekt musste ihm jener deprimierte Kollege helfen, statt dass diesem geholfen worden wäre.

In der Therapiestunde beleuchteten wir die von meinem Patienten berichtete Szene. Er erkannte, dass er den Konflikt optimal hätte lösen können, wenn er sich zu einem inneren Beschluss durchgerungen hätte. Etwa dazu, erst seine Arbeit in Ruhe fertig zustellen und später, in der Kaffeepause, den

Kollegen nach seinem Kummer zu befragen. Mithin hätte er die Sorge um den anderen vorläufig beiseite gelegt, was ihm die volle Konzentration auf sein Tun und Werken ermöglicht hätte, um zu einem passenden Zeitpunkt zur vollen Konzentration auf den Kollegen überzuschwenken.

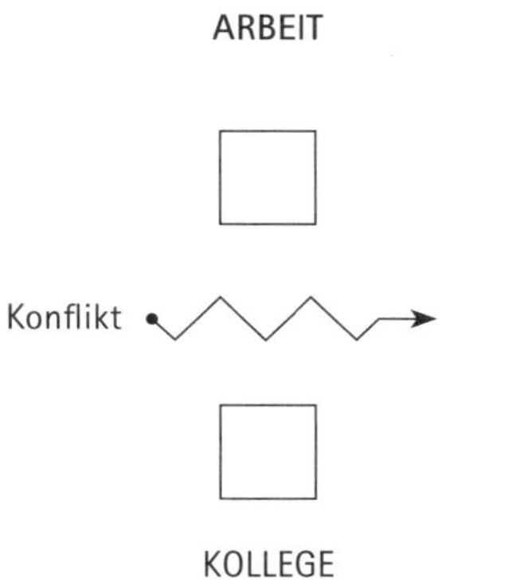

Beim Konflikt ist man nirgends ganz bei der Sache, man denkt an beides und schlittert unentschlossen durch.

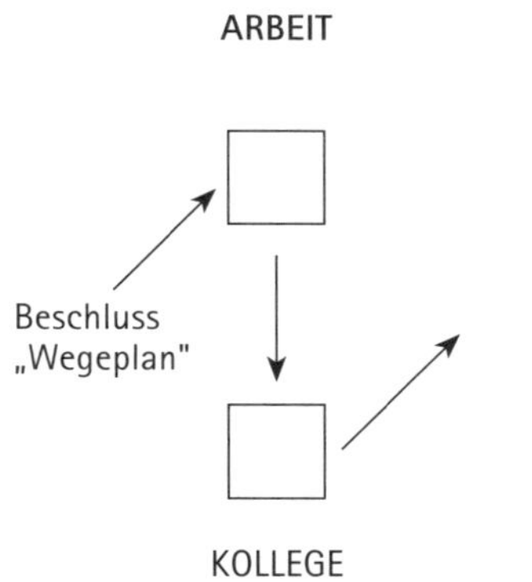

Mittels Beschluss entschliesst man sich erst für das eine, dann für das andere und wird beidem gerecht.

Freilich kommen wir auch hierbei um das Opfer nicht herum. Bei der Auflösung eines Konflikts in ein zeitliches Nacheinander muss ein bedrängender Inhalt für Stunden, Tage oder gar Monate „auf Eis gelegt werden", bis der richtige Moment für die intensive Beschäftigung mit ihm eingetreten ist. Der Beschluss, eines nach dem anderen zu erledigen, gleicht einem „Wegeplan" von Inhalt zu Inhalt, was kräfteraubende

Zickzacksprünge am Platz erspart. Wohl dem, der sich solche Wegepläne schmieden kann. Es kommt ihm nicht nur in der wilden Berglandschaft zugute, in der Ausdauer und Geduld angesagt sind, sondern auch in den Stresssituationen seines Lebens, in denen schwierige Gesamtunterfangen eben nur „Schritt für Schritt" gelingen können.

Auf das besondere Leid von Angehörigen alkohol- oder drogenabhängiger, arbeitsloser oder straffällig gewordener Familienmitglieder zugeschnitten heißt das:

1) (wie besprochen) zusammenzuhalten und

2) (wenn möglich gemeinsam) zu beschließen, welches Ungemach für den Suchtkranken in Kauf genommen werden soll und welches nicht. Wann er hinsichtlich Unterstützung, Zuwendung und Beachtung an der Reihe ist, und wann nicht. Wie weit man bei dessen Exzessen seufzend mitmacht, und wo man eisern die Grenzlinie zieht. Dafür gibt es keine allgemeingültigen Regeln, doch vereinfacht jeder feste innere Beschluss die Kommunikation mit dem Süchtigen und gewährt allen zumindest eine klare Linie.

V Auf der Höhe bleiben

Der Mensch ist ein Kulturwesen, und bleibt es auch auf den „Teststrecken" seiner Wanderschaften, die ihn bis zur Erschöpfung auspowern. Die Feinspürigkeit für das Wertvolle, Schöne, Geheimnisvolle, Numinose verlässt ihn nie völlig, wie *Viktor E. Frankl* an Hand von Studien aus den Konzentrationslagern des II. Weltkrieges belegt hat. Deswegen ist es wichtig und heilsam, gerade in traurigen Zeiten ein Minimum an kulturellem Niveau aufrecht zu erhalten. Es regt an, inspiriert, holt aus dem bloßen „Funktionieren" heraus, verhütet Trägheit und Seelenstarre. Wer hin und wieder ein spannendes Buch zur Hand nimmt, seiner Lieblingsmusik lauscht, aus reinem Vergnügen ein Gedichtchen auswendig lernt, sich ein hübsches Kleid näht oder eine Ausstellung besucht, spendet seiner Seele Nahrung und öffnet sich für die kleinen Glanzfünkchen des Lebens. In Zeiten, in denen scheinbar aller Glanz verlöscht, wehrt man derlei kategorisch ab. Die beste Lektüre, das erhabenste Konzert freuen einen nicht, die eleganteste Mode und die berühmteste Vernissage richten einen nicht auf. Obwohl dem so ist, empfiehlt es sich, *das eigene kulturelle Niveau nicht absinken zu lassen*. Kultur ist kein Lustobjekt, sondern Ausdruck unseres Menschseins und von daher ein unveräusserliches Gut, das durch die finsterste Not noch hindurchgetragen werden soll.

Man lasse sich nicht zur „Alles-oder-nichts-Mentalität" verleiten! Ein „verrücktes" Familienmitglied ist kein Grund, die Wohnung zu vernachlässigen, sich selber nicht nett zu frisieren, keine Blumentöpfe mehr auf die Fensterbretter zu stellen oder kein Liedchen mehr zu trällern. Man bedenke: dem Kranken nützen die Trümmer unseres kulturellen Lebens nichts, sie beladen ihn eher zusätzlich mit Unbehagen. Man schäme sich auch nicht seiner und seines Elends, das niemand für ihn reduzieren kann, wie es für die Suchtproblematik typisch ist. In gepflegter Atmosphäre, mit würdiger Haltung und unter bewusster Rettung des Restes an Möglichkeiten, die neben all dem Schweren noch verfügbar sind, sichert man die eigene Existenz.

Wenn man schon bei zahllosen Unannehmlichkeiten „zuschauen" muss, ohne das Geringste dagegen unternehmen zu können, dann schaue man nicht nur „zu", sondern auch „hin" – und zwar „hin" auf dasjenige, was darüber hinaus erfreulich und erbaulich ist. Es mag verborgen sein, dem Auge unsichtbar wie ein Bergsender in den Wolken, der sich erst offenbart, wenn man sich ihm auf der Höhe naht.

Mir ist von einem Mann erzählt worden, dessen Lunge total verkrebst war, und der 14 Monate lang, an eine Beatmungsmaschine angeschlossen, bei vollem Bewusstsein im Krankenhaus lag, bevor er starb. Seine Frau weilte täglich an seinem Bett. Die beiden führten in jenen 14 Monaten innigere und liebevollere Gespräche als in den Jahren ihrer Ehe zuvor. Differenzieren wir an diesem eindrucksvollen Beispiel das „Zuschauen-Müssen" vom „Hinschauen-Dürfen". Niemand konnte dem lungenkranken Mann helfen, selbst die modernste Medizintechnik nicht. Man konnte nur „zu"schauen, wie es mit ihm allmählich zu Ende ging. Das ist die eine Seite der Wahrheit. Schauen wir genauer „hin", werden wir noch eine zweite Seite der Wahrheit entdecken: einen Todkranken –

und eine liebe Person, die zu ihm stand, die ihn nicht verließ, die sich ihm widmete, Tag für Tag. War der Todkranke nicht reich, verglichen mit vielen Menschen auf Erden, die ungehindert atmen können, aber niemanden haben, der zu ihnen steht? Schauen wir „hin" auf das, *was da ist*, und wir werden uns immer wieder aufs Neue wundern, *was alles da ist* – an Gnade, sogar angesichts eines gnadenlosen Schicksals!
Ein exzellenter Rat zum Schluss: trainieren wir die Kunst, uns mit anderen Menschen mitfreuen zu können! Das ist wirklich eine Kunst, denn der Neid lauert im jedem Hinterstübchen unserer Köpfe. Doch wer diese Kunst beherrscht, findet unentwegt Anlass zur Freude.

Wie oft schildern mir Patienten Begebenheiten der folgenden Art: Eine Frau im Studium erfährt, dass ihre Nichte den Magisterabschluss an der Hochschule erworben hat. Sie bricht in Weinkrämpfe aus. Warum? Weil sie, im Unterschied zur Nichte, ihren Abschluss noch nicht geschafft hat. Eine Frau fährt auf Kur und begegnet im Kurhotel einigen Damen, die schick zurecht gemacht sind. Sie streut überall bissige Bemerkungen über diese „lächerliche Schmuckparade" aus. Warum? Weil sie selbst wenig Hochwertiges zum Anziehen besitzt.

Nun will ich weder Hochschulabschlüsse noch gar den Besitz von Schmuck oder Garderobe überbewerten. Dies alles ist bekanntlich sehr relativ. Doch gerade deswegen sollten wir über unseren Schatten springen und derlei Dinge denjenigen gönnen, die sich daran erfreuen, und uns *mit* ihnen und *an* ihrer Freude mitfreuen. Auch Eltern von drogenabhängigen Jugendlichen sollten sich nicht ausgerechnet dann freuen, wenn die Kinder anderer Leute ebenfalls straucheln, sondern die innere Kraft aufbringen, froh darüber zu sein, *dass* es ungezählte junge Menschen gibt, die wahrhaft Anlass zur Freude sind – woraus schließlich das Vertrauen geschöpft werden kann in den in jedem Menschen angelegten „heilen Kern", den auch drogenabhängige Jugendliche nach wie vor in sich bergen. Analog mögen Ehefrauen von Alkoholikern ihren Freundinnen gesunde und stabile Ehemänner von Herzen gönnen, im weisen Wissen, dass nichts auf Erden selbstverständlich ist, am allerwenigsten das Glück. *Wer innere Größe hat, ist nicht kleinlich*, und es ist auch ein Stück Kultur, sich die Freude an dem zu bewahren, was eben erfreulich ist, ob es einem selber gehört oder jemand anderem. Der Bergsteiger am Gipfel fragt nicht, wem der Gipfel gehört. Er atmet tief ein und wendet sein Antlitz dem Himmel zu ...

Fazit

Angehörige von Suchtkranken können seelisch heil bleiben. Voraussetzung dafür ist, dass sie

1) sich voll Liebe und ohne Angst auf den Weg machen,
2) den Humor nicht verlieren,
3) untereinander zusammenhalten,
4) Konflikte durch gemeinsame Beschlüsse lösen,
5) ihre eigene Lebenskultur bewahren.

Die genannten fünf Punkte sind zugleich Kennzeichen gelungener *Identitätsfindung*, denn sie besagen nicht weniger als dass ein Mensch mit sich selbst übereinstimmen kann und auch unter enormem Druck nicht an sich selbst zweifeln muss. Liebe und Humor befreien ihn zur ungebremsten Vitalität. Kooperation und Entschlusskraft stärken ihn an seinen Grenzen. Das innere Niveau schreibt seine Geschichte ...

Wer mit Abhängigen beruflich oder familiär eng zu tun hat, sollte solcherart in sich gefestigt sein. Denn das Gegenteil von Abhängigkeit ist eigentlich nicht Unabhängigkeit (die wir anfällige Wesen zur Gänze sowieso niemals erlangen), als vielmehr *Identität*. Es ist die Treue zum Besten in uns selbst.

TEIL II
Urvertrauen gewinnen

Die Suche nach dem gelobten Land

Prolog

Der geborgene Mensch braucht so vieles nicht! Er braucht keine Superkarriere und kein Eigenheim zu seinem Glück. Er braucht keine lieben Menschen um sich herum, die ihn fördern, stützen und streicheln, um sich seines Wertes bewusst zu sein. Und er braucht kein „Doping“, um etwas erleben oder leisten zu können. Der geborgene Mensch ruht ein Stück weit in sich selbst, auch wenn das Leben rings um ihn tost und brandet.

Im Folgenden wollen wir Wege betrachten, die in eine solche Souveränität hinein führen. Wir wollen überlegen, ob es Mittel und Wege zur Rückgewinnung des Urvertrauens gibt, wenn dieses aus irgendeinem Grunde schwach und brüchig geworden ist. Insbesondere ehemals Suchtkranke haben vielfach Vertrauen verloren: zu sich, zur Welt und zu einer sie bergenden Überwelt. Aber sie können es wieder finden …

Begeben wir uns auf eine Gedankenreise zum Ort der Geborgenheit.

Das Gleichnis vom Exodus

Ein gern gebrauchter Ausspruch von *Werner Sprenger* besagt, dass Wege entstehen, indem wir sie gehen. Stimmt dieser Ausspruch? Nun, stellen wir uns eine Wildnis vor, durch die wir uns mühsam hindurchkämpfen. Freilich entsteht mit jedem Schritt, den wir vorankommen, der von uns letztlich zurückgelegte Weg. Dennoch ist und bleibt ein Unterschied zwischen jener Wildnis und etwa einem von gut markierten Wanderwegen durchzogenen Wald. Denn, wo immer wir uns in der Wildnis befinden, stets gibt es nur einen Weg *hinter* uns, den wir uns eben gebahnt haben, und *vor* uns wegloses Gelände. Befinden wir uns hingegen auf einem Wanderweg, gibt es *hinter und vor* uns einen Weg: hinter uns das bereits gegangene Wegstück und vor uns das noch nicht gegangene, erst zu gehende Wegstück. Hinter uns etwas, das durch uns mit entstanden ist, aber vor uns eine Art *Weisung*, die *keinesfalls durch uns* entstanden ist. Eine Wegweisung, die „vorfindlich" ist, ob wir ihr folgen oder nicht, ob wir von ihr abweichen oder nicht, die uns zu nichts zwingt, sondern lediglich Orientierung und Richtung gewährt. Und in der Tat können wir ohne Richtung nicht gehen, nicht einmal in der Wildnis, in der wir einen inneren oder äußeren Kompass benötigen; wer orientierungslos ist, tritt auf der Stelle oder bewegt sich im Kreis. Folglich müsste der zitierte Ausspruch eigentlich lauten: „Wege entstehen, indem wir in bestimmte Richtungen gehen", und hinzufügen könnten wir: „... in uns gewiesene oder in uns nicht gewiesene". Analog zu dem tiefgründigen Frankl-Wort: „Der Sinn ist Schrittmacher des Seins"[9] ließe sich demnach variierend behaupten: „Die Rich-

9 „Ärztliche Seelsorge", Deuticke, 10. Aufl. 1982, S. 78

tung ist Schrittmacherin des Weges". Auch unseres Lebensweges. Auch des Lebensweges eines ganzen Volkes oder der gesamten Menschheit. Denn die Richtung ist entscheidend. Quo vadis – wohin gehst du, Mensch?

Zu dieser keineswegs neuen und dennoch immer wieder brennend aktuellen Frage gibt es ein biblisches Gleichnis, auf das *Viktor E. Frankl* in seinen Schriften Bezug genommen hat. Es ist die Geschichte vom Auszug des Volkes Israel aus Ägypten auf der Suche nach dem „gelobten Land". Bekanntlich führte jene entbehrungsreiche Reise vierzig Jahre lang durch die Wüste. Doch wäre das Volk Israel vermutlich auch nach vierzig Jahren noch in der Wüste umhergeirrt, wenn es nicht mehr zur Verfügung gehabt hätte, als seine eigene Fortbewegung, die eigene Kraft. Seine Wegspur wäre zwar durch das Gehen entstanden, nicht aber unbedingt sein Ankommen im „gelobten Land". Dafür war in der Geschichte ein zusätzlicher Faktor ausschlaggebend, ein „Richtungsfaktor", nämlich die *Wolke*. Der biblischen Überlieferung zufolge schwebte dem Volke Israel Gottes Herrlichkeit in Form einer Wolke voraus; und indem sich das Volk an dieser einzigen Wolke am sonst klaren Wüstenhimmel orientierte, fand es seinen Weg, den „richtigen" Weg, der Ankommen ermöglichte.

Das Gleichnis gibt eine interessante Antwort auf die ewig sich neu stellende Frage, wohin wir uns im Leben bewegen wollen und sollen, und spendet zugleich Hoffnung, dass es auch für unser Geschlecht und unsere Zeit eine Weisung gibt, die ins „gelobte Land" führt, selbst dann, wenn wir nicht mehr weiter wissen. Um jedoch seine Botschaft zu entschlüsseln, die ja nur in einer Ausschau nach *unserer* Wolke an *unserem* manchmal recht trüben Gegenwartshimmel bestehen kann, empfiehlt es sich, Kriterien jener Wolke zu erarbeiten, die ihr Erkennen erleichtern. Frankl hat auf drei derartige Kriterien hingewiesen, die ich von ihrem sinn- und friedensstiftenden Wert her erläutern möchte:

1. Die Wolke ist stets *voraus*
2. Die Wolke ist *andersartig*
3. Die Wolke ist *unerreichbar*

Keine Wolke, die eines dieser Kriterien *nicht* erfüllt, kann und darf uns Weisung sein, wie sich noch zeigen wird.

1. Die Wolke ist stets voraus

Stellen wir uns den Zug des Volkes Israel durch die Wüste bildlich vor, und nehmen wir an, die Wolke wäre den Dahinschreitenden nicht vorausgeschwebt, sondern exakt über ihren Köpfen gestanden. Die Konsequenz wäre gewesen, dass der Zug mangels Zielperspektive abrupt zum Stillstand gekommen wäre. Hätte sich die Wolke noch mehr den Menschen angenähert, wäre sie etwa herabgesunken und hätte sie sich unter die Menschen gemischt, hätte sie sie völlig eingenebelt und endgültig aller Orientierung beraubt. Das heißt, dass unser Lebensweg im Kleinen wie im Großen nur gelingen kann, wenn uns ständig und ungebrochen etwas „vorschwebt“, ein Ideal, ein Soll-Zustand, eine individuell auf uns zugeschnittene Aufgabe – noch unverwirklicht, aber zur Verwirklichung einladend, noch unerfüllt, aber auf Erfüllung drängend. Etwas muss unserem Leben voraus sein, damit ein Darauf-Hinleben und Weiterleben Sinn hat.

Wie wenig diese uralte Weisheit an Gültigkeit verloren hat, zeigt eine empirische Studie, die 1991 an der Katholischen Universität von Lublin/Polen unter der Leitung von *Kazimierz Popielski* abgeschlossen worden ist[10]. Popielski, ein Schüler Frankls, untersuchte mittels eigens dafür entwickelter komplizierter Testverfahren die so genannte „noetische Temporalität" bei seelisch gesunden und seelisch gestörten Personen. Darunter versteht man den *Lebenszeitraum*, mit dem sich eine Person geistig (= noetisch) intensiv auseinandersetzt, den sie gleichsam konzentriert im Blick hat. Denn niemand kann sich fortwährend mit seinem ganzen Leben beschäftigen, vom Anfang bis zum voraussehbaren Ende. Jeder wählt Teilzeiträume aus, denen er seine volle Aufmerksamkeit widmet, was entsprechende kognitive und emotionale Prozesse bei ihm in Gang setzt.

Die polnische Untersuchung an mehr als 300 Personen deckte nun folgende Zuordnungen auf:

1. Seelisch gesunde Menschen haben in überwiegendem Maße ihre Gegenwart und ihre nähere Zukunft im Blick.
2. Seelisch gestörte Menschen haben in überwiegendem Maße ihre Vergangenheit und eventuell noch die fernere Zukunft im Blick.

10 „Analiza poczucia sensu zycia. Test Noo-Dynamiki", Redakcja Wydawnictw, Katolickiego Uniwersytetu Lubelskiego, Lublin 1991

Auf Grund dieser Resultate nannte Popielski das „temporale Charakteristikum" seelischer Gesundheit *Präsenz und Vision. Präsenz* als bewusstes Leben in der Gegenwart, um deren Chancen nicht zu verpassen, aber gerichtet auf Inhalte einer näheren Zukunft, die *visionär* vorweggenommen und kraftvoll angepeilt werden.

Im Unterschied dazu scheint es ein Charakteristikum seelischer Störungen aller Art zu sein, dass die eigene Vergangenheit und – etwas seltener – ein Zipfel der ferneren Zukunft akzentuiert werden. Wobei im Prinzip nichts dagegen spricht, gelegentlich innezuhalten und früheren Zeiten nachzusinnen. Lernen aus Fehlern, die man selber oder andere gemacht haben, und Freude an schönen Erlebnissen, die einem selber oder anderen bereitet worden sind, wären ohne Momente der Erinnerung undenkbar. Nur darf der „Blick zurück" nicht wie bei Lots Frau zum Element seelischer Erstarrung ausufern und jedwede geistige Kapazität des Menschen an sich binden, was meistens geschieht im Fall einer *Glorifizierung* der Vergangenheit (im Abstand zu einer unbefriedigenden Gegenwart) oder im Fall einer *Verdammung* der Vergangenheit (als Sündenbock sämtlicher Übel der Gegenwart). Gerade dazu aber neigen seelisch gestörte Menschen besonders: entweder sie jammern den goldenen Tagen einer vergangenen Lebensepoche nach, die nie mehr zurückkehrt – und verspielen so die Gunst der Stunde –, oder sie deklarieren die mittlerweile unabänderlichen Ereignisse aus ihrer Vergangenheit zur zwingenden Verursachung einer nicht minder unabänderlich tristen Gegenwart und tragischen Zukunft – und werden so zu hilflosen Opfern ihres Lebenslaufes.

Merkwürdigerweise ist es dieselbe Gruppe von Menschen, die nicht nur, wie beschrieben, vergangenheitsverhaftet lebt, sondern auch leicht am Gedankengespinst ausgemalter ferner Zukunft kleben bleibt, sei es an rosigen Luftschlössern unrealistischer Träumereien, sei es in endzeitlichen Katastrophenängsten einer sich selbst auf Vernichtung programmierenden Existenz. Beides lähmt die Erschließung gegenwärtiger Ressourcen in Entfaltung auf das realistisch Erzielbare und ethisch Verantwortbare hin genauso, wie es die Zentrierung um Vergangenes tut.

Wir sagten, seelisch gestörte Menschen neigen dazu. Vielleicht ist aber die Umkehrung nicht von der Hand zu weisen, nämlich dass Menschen, deren „noetische Temporalität“ die Vergangenheit und ferne Zukunft anvisiert, seelische Störungen erleiden, dass sie das „gelobte Land“ verfehlen, weil sie die „Wolke“ aus ihren Augen verlieren. Was wäre denn aus dem Volke Israel geworden, wenn es sich in der Wüste permanent umgedreht hätte in der unstillbaren Sehnsucht nach den fruchtbaren Gärten am Uferrand des Nils, oder wenn es sich Fäuste schüttelnd umgedreht hätte in ohnmächtiger Wut auf die „Bösewichter“ von Ägyptern, die seinen Exodus herausgefordert haben? Und was wäre aus ihm geworden, wenn es sich, blindlings dahinstolpernd, in illusionistischen Fata-Morgana-Vorstellungen über das „gelobe Land“, das noch keiner gesehen hat, gewiegt hätte, bzw. wenn es sich der Trostlosigkeit einer Todesgewissheit, die noch keineswegs feststand, ausgeliefert hätte?

Es ist bestimmt nicht zu gewagt, denjenigen Lebensabschnitt, der nachgewiesenermaßen der „noetischen Temporalität" bei seelisch gesunden Menschen entspricht, mit dem Wegabschnitt zwischen dem durch die Wüste ziehenden Volk Israel und dem „Schatten" der es geleitenden Wolke zu symbolisieren. Welcher „Schatten"? Nun, ziehen wir in Gedanken einen senkrechten Faden von der „Wolke" zu Boden und lassen wir dort ihren „Schatten" hinfallen. Ziehen wir ferner einen waagrechten Faden vom jeweiligen Standort des Volkes hin zu diesem „Schatten". Dann haben wir mitten in der Wüste einen „gewiesenen Weg" in der richtigen Richtung. Und da sich die Wolke ständig fortbewegt, bewegt sich auch ihr „Schatten" mit ihr, und der „gewiesene" Weg streckt sich ständig in diese richtige Richtung aus. So das Gleichnis.

Das bedeutet, dass auch wir nach sorgfältiger Erkundung unseres Standortes – allen tiefenpsychologischen Maximen zum Trotz – unseren Blick nach vorne richten sollten, nicht zu weit nach vorne, nur bis dorthin, wo der „Ruf des Logos" („Schatten der Wolke") gerade noch vernehmbar ist, der uns aufruft zu sinnvollem Tun, zum nächsten Schritt. Den Blick nach vorne lenken ... im Wissen, dass es etwas gibt, das uns immer voraus ist – und nie verlässt. Nur so ist Frieden mit der Vergangenheit und konstruktive Veränderung des jeweiligen Standortes in Richtung einer hoffnungsträchtigen Zukunft möglich.

2. Die Wolke ist andersartig

Die biblische Geschichte erzählt uns ein weiteres: Die Wolke ist andersartig als das ihr nachziehende Volk. Sie ist von anderer Qualität, „überwertig", übergeordnet. Es waren ja nicht Angehörige des Volkes Israel, die das Volk anführten, keine Führergestalten, Spähtrupps, Gurus, Machthaber, keine Menschen aus Fleisch und Blut. Die Wolke glitt sozusagen auf höherer (Seins-)Ebene dahin als diejenigen, die sich ihr anvertrauten.

Wiederum fragt sich, ob nicht auch hier der Umkehrschluss zulässig ist, nämlich, dass nur derjenige ins „gelobte Land" findet, der sich auf seinem Lebensweg einem höheren Sein anvertraut? Wie viele Menschen haben sich schon verirrt, bloß weil sie falschen Leitbildern gefolgt sind, sich von falschen Verheißungen haben blenden lassen! Wie viele ängstlich-schüchterne Personen orientieren sich an der Meinung ihrer Mitwelt, wollen es ihren Kollegen und Vorgesetzten um jeden Preis recht machen, und lassen sich zu den dümmsten Handlungen hinreißen! Wie viele unreife Jugendliche und junge Erwachsene verkaufen sich mit Leib und Seele an die Peergroup, steigen unter deren Druck in kriminelle Aktionen ein oder begeben sich willig in die Fänge einer Sekte! Wie viele kritiklose Mitläufer und Fans scharren sich um Politiker, Schauspieler, Supersportler und Finanzbosse, deren Thron auf nichts anderem als Geld und Prestige gebaut ist und mit ebendem zu Grunde geht.

Es ist die Frage nach dem Maßstab, an dem sich die richtige Richtung eines Lebensweges bemisst, eine Frage, die in derselben Ebene, in der sie gestellt wird, unbeantwortbar ist. Kein Mensch vermag einem anderen Menschen zu sagen, wohin dieser zu gehen hat, wo dessen „gelobtes Land" liegen könnte. Wir sind nicht der Maßstab – weder für uns selbst, noch für unsere Mitmenschen – und dennoch ist der Maßstab *in uns*. Frankl identifizerte ihn mit unserem „persönlichen Gewissen", einem Begriff, den er sehr scharf vom Freudschen Begriff des „Überichs" abgrenzte, mit welchem die Summe eingelernter Normen und tradierter Moralgesetze gemeint ist. Das „persönliche Gewissen" hingegen „hört ab die Stimme der Transzendenz", wie es Frankl formulierte[11], es ist – im biblischen Gleichnis – der Finger, der auf die Wolke zeigt.

In diesem Zusammenhang sei ein Anliegen von *Hans Küng* erwähnt, das er „Projekt Weltethos" nannte[12]. Darin verdeutlichte er, warum eine ungeteilte Welt ein ungeteiltes Ethos benötigt.

Zitate von Hans Küng:

„Was nützen den einzelnen Staaten und Organisationen, ob der EU, den USA oder der UNO, immer neue Gesetze, wenn ein Großteil der Menschen gar nicht daran denkt, sie auch einzuhalten, und ständig genügend Mittel und Wege findet, um verantwortungslos die eigenen oder kollektiven Interessen durchzusetzen?"

11 Viktor E. Frankl „Der Wille zum Sinn, Piper, München 1991, S. 117

12 Hans Küng, „Projekt Weltethos", Piper, München, 4. Aufl. 1992

Als Beispiel fügte er hinzu:

„In den nächsten zehn Jahren etwa müssten in den USA wegen der neuen Drogenwelle für 760.000 neue Gefangene neue Zellen gebaut und insgesamt 65 Milliarden Dollar ausgegeben werden. Schon aus wirtschaftlichen Gründen also kann die Forderung nach mehr Überwachung, Polizei, Gefängnissen und schärferen Gesetzen nicht die einzige Lösung sein, um mit solch schwerwiegenden Problemen unserer Zeit fertig zu werden ..." (S. 56/57)

Wie zutreffend diese Argumentation ist, sieht man an den diversen Unruheherden dieser Erde, die mit Verdikten des Weltsicherheitsrates oder Waffenstillstandsabkommen am grünen Tisch nicht zu befrieden sind, und mit der Drohung eines militärischen Schlages zur gewaltsamen Konfliktbeilegung erst recht nicht.

Was ferner wenig nützt, um Unmenschlichkeit und Bestialität auf unserer Erde zu reduzieren, sind Ursachenanalysen. Der Blick in die Vergangenheit zur Aufdeckung kultureller und politischer Verzahnungen, die das gegenwärtige Elend heraufbeschworen haben, ist nicht automatisch elendsbehebend, was uns angesichts des Kriteriums, dass „die Wolke stets voraus ist", nicht zu verwundern braucht. Für konstruktive Veränderungen wesentlicher als jede Kenntnis der Ursachen des Negativen ist das (An-)Erkennen von *Gründen zum Positiven* – diese logotherapeutische Regel griff Küng in seinen Überlegungen auf:

„Warum soll ein Verbrecher seine Geiseln nicht töten, ein Diktator sein Volk nicht vergewaltigen, eine Wirtschaftsgruppe ihr Land nicht ausbeuten, eine Nation einen Krieg nicht anfangen, ein Machtblock nicht notfalls gegen die andere Hälfte der Menschheit die Raketen steigen lassen, wenn das eben im ureigensten Interesse liegt ...?" (S. 76)

Was also sind echte Gründe zum Positiven? Dass die Angst vor Strafe nicht ausreicht, ist längst klar geworden. Können es rein rationale Gründe sein, Überlebensstrategien, logische Deduktionen des „kategorischen Imperativs" (*Kant*)? Die allseits beobachtbare Diskrepanz zwischen der heutigen Intelligenz des Menschen und seinem sittlichen Handeln erweckt berechtigte Zweifel daran, weshalb Küng auf eine „andere Ebene" verwies:

„Nein, das Kategorische des ethischen Anspruchs, die Unbedingtheit des Sollens, lässt sich nicht vom Menschen, vom vielfach bedingten Menschen her, sondern nur von einem *Unbedingten* her begründen: von einem Absoluten her, das einen übergreifenden Sinn zu vermitteln vermag, und das den einzelnen Menschen, auch die Menschennatur, ja, die gesamte menschliche Gemeinschaft umfasst und durchdringt. Das kann nur die letzte, höchste Wirklichkeit selbst sein, die zwar nicht rational bewiesen, aber in einem *vernünftigen Vertrauen* angenommen werden kann – wie immer sie in den verschiedenen Religionen genannt, verstanden und interpretiert wird." (S. 77)

Ist dies nicht ein Verweis auf die Wolke in ihrer Andersartigkeit? Küng gelangte zu dem Ergebnis, dass es kein wirklich menschliches Zusammenleben ohne ein Weltethos der Nationen, und keinen Frieden unter den Nationen ohne Frieden zwischen den Religionen geben kann und wird, weil einzig das in den verschiedenen Religionen *gemeinsam Erschaute* in seiner Verbindlichkeit die es Erschauenden miteinander verbinden könnte. Er hat recht. Erst dann, wenn nicht mehr gut ist für den einen, was schlecht ist für den zweiten, und umgekehrt, zum Beispiel gut ist für eine Wirtschaftsgruppe, was schlecht ist für ihr Land, und schlecht ist für diese Wirtschaftsgruppe, was gut ist für ihr Land – erst dann, wenn sich ein Gutes und Sinnvolles abzeichnet, das *unbedingt gut* ist, worin beide Seiten übereinstimmen, erst dann ist menschliches Zusammenleben konsens- und friedensfähig. Ein solch *unbedingt Gutes* ist dann auch nicht mehr Verhandlungsgegenstand der Diplomatie, die widersprüchliche Anliegen unter einen Kompromisshut zu schlichten versuchen muss, sondern Gegenstand des *einen* Menschheitsanliegens schlechthin, das in der „Suche nach dem gelobten Land“ gipfelt. Es ist von unendlich anderer Art als alles, was in den von vielfältigen Faktoren bedingten Erlebnisräumen von uns Erdbewohnern als nützlich, vorteilhaft und gewinnbringend aufscheint. Für Frankl war es die Stimme der Transzendenz, abhörbar im persönlichen Gewissen, für Küng das Weltethos, ablesbar in der sich überlappenden Grundsubstanz der Weltreligionen, und wir gehen gewiss nicht fehl, letzteres als kollektives Phänomen von ersterem zu bezeichnen.

Es wäre ratsam, sich diesem „Denkmuster der Hoffnung“ anzuschließen, denn in der Wüste ist sonst keine Hoffnung. Aber warum soll nicht eines fernen Tages, wenn der Schmerz groß genug geworden ist, die Menschheit gemeinsam aufbrechen wie einst das Volk Israel, ausgehend von unterschiedlichen Standorten, geeint im gemeinsamen Blick auf eine „höhere" Wirklichkeit?

3. Die Wolke ist unerreichbar

Wenden wir uns nun denjenigen Menschen zu, die sich in der Nachfolge der „Wolke" bereits auf den Weg gemacht haben. Was erfahren wir im biblischen Gleichnis über ihr Geschick? Ein doppeltes.

3.1.

Keiner von ihnen kommt auf der Wolke an. Diese Aussage mag seltsam anmuten, doch lohnt es, ein wenig bei ihr zu verweilen. Offensichtlich ist es während der Wanderung durch unser Leben sinnvoll, Unerreichbares anzustreben, um Erreichbares zu erreichen. Oder anders ausgedrückt: das Optimale zu intendieren, um das innerhalb der eigenen Begrenztheit Maximale zu schaffen. Dem steht die in der Psychologie verbreitete Auffassung entgegen, man solle sich lieber kleine, moderate Nahziele stecken, die dem Kräftereservoir entsprechen, als hehre Pläne zu schmieden, die einen überfordern. Vorhaben, die zu hoch gegriffen sind, würden nur Enttäuschung und Versagensgefühle produzieren.

Was wie ein Widerspruch wirkt, ist indessen keiner. Denn niemand aus dem Volke Israel hat während jener 40jährigen Reise vorgehabt, auf der Wolke anzukommen. Das kleine, moderate Nahziel eines jeden war immer der nächste Fixpunkt im Sand und Gestein unterhalb der Wolke gewesen, da, wo ihr „Schatten“ hinfiel. Nur hätten sich diese Fixpunkte nicht ausfindig machen lassen ohne Bezugsquelle am Himmel.

Verallgemeinernd fällt dazu auf, dass Personen, die von Enttäuschungen und Versagensgefühlen geplagt werden, oft Bezugsquelle und Fixpunkt miteinander vermengen. Für sie ist das Ziel beides, und die Zielerreichung glücksnotwendig – eine fatalen Kombination.

Beispiel:

Eine Mutter will das Beste für ihren Sohn. Sie nimmt sich Zeit, sie informiert sich zu Erziehungsthemen, sie spielt und übt mit dem Kind. Doch die Schullaufbahn des Kindes lässt zu wünschen übrig. Der Junge bleibt im Gymnasium hängen, wechselt auf die Realschule, hat dort Umgang mit Freunden, die ihn zum Schulschwänzen verleiten, erhält ein schlechtes Abschlusszeugnis und bricht wenige Monate später eine halbherzig begonnene Friseurlehre ab. Aus ihm ist einer jener arbeitslosen Jugendlichen geworden, die sich auf den Straßen „herumtreiben“ und von Gelegenheitsjobs ernähren. Seine Mutter ist verzweifelt und tief enttäuscht.

Was ist im Beispiel ihre Bezugsquelle, die unerreichbare Wolke? Die Liebe der Mutter wünscht das vollkommene Wohl des Kindes, den totalen Erfolg seines Lebens, und das ist legitim, denn die Liebe erschaut den geliebten Menschen in der Fülle seiner Werthaftigkeit, fast „wie Gott ihn gemeint hat“[13]. Aus

13 Viktor E. Frankl, „Ärztliche Seelsorge“, Deuticke, 10. Aufl. 1982, S. 146

dieser Bezugsquelle leiten sich alle Fixpunkte in Form kleiner, moderater Aufgaben ab, die die Mutter von Geburt des Kindes an als ihr „aufgegeben" entdeckt hat, z. B. das Kind zu stillen, beim Sauberkeitsprozess zu unterstützen, in den Kindergarten einzugewöhnen, usw. Jeder nächste Fixpunkt ist ein Schritt in die richtige Richtung, den Kräften der Mutter gemäß und gangbar. Auch in der gegenwärtigen Situation der Arbeitslosigkeit ihres Sohnes zeichnet sich ein neuer Fixpunkt auf dem Weg der Mutter ab, mag er im Nicht-abreißen-Lassen des Gesprächs, in einem zu leistenden Vertrauensvorschuss oder in konkreten Hilfen bestehen.

Würde die Mutter ihr Kind annehmen wie es ist, und gleichzeitig konstant auf ihrem eigenen Weg von Fixpunkt zu Fixpunkt bleiben, hätte sie eine gute Chance, im „gelobten Land" anzukommen, dort, wo Liebe stärker ist als Not und Tod. Möchte sie aber ihren Sohn anders haben als er ist, will sie sein Wohl fanatisch erzwingen, sucht sie krampfhaft nach Erklärungen seines „Scheiterns", glaubt sie am Ende, in der Erziehung alles falsch gemacht zu haben, kurzum, kann sie sich mit den steinigen Pfaden des Lebens nicht abfinden und verharrt sie in innerem Protest, dann ist Verzweiflung angesagt. Denn die Wolke, die ihr vorschwebt, ist – unerreichbar.

3.2.

Aus der biblischen Erzählung erfahren wir noch mehr. Wir erfahren, dass ein Großteil des aus Ägypten ausgewanderten Volkes Israel nicht einmal das „gelobten Land" erreicht hat, sondern dass es dessen Kinder und Kindeskinder waren, die schließlich am Ziel der Reise eintrafen. Demnach kann manches wichtig sein, gesät zu werden, obwohl erst spätere Generationen die Früchte ernten. Und manche Wegbahnung hat ihren Sinn darin, dass Mitmenschen ans Ziel gelangen.

Darüber hinaus wissen wir nicht, mit welchem metaphysischen Ernst die Geschichte zu interpretieren ist. Wäre nicht vorstellbar, dass diejenigen, die der Wolke treu gefolgt und in der Wüste gestorben sind, eher noch im „gelobten Land" eingetroffen sind als ihre sie überlebenden Kameraden? Ja, wäre nicht denkbar, dass das eigentliche „gelobte Land" jenseits von Raum und Zeit beginnt, und dass dort – was im Hier des Diesseits niemals möglich ist – ein Ankommen auf der Wolke nicht mehr utopisch, sondern wahrhaftiges Gnadengeschenk ist?

Jedenfalls besitzt das Land, in das das Volk Israel einst geführt wurde, bis heute so wenig das Attribut „gelobt", dass wir ruhig davon ausgehen dürfen, dass das Versprechen der Wolke in einer uns nicht mehr fassbaren oder in Worten zugänglichen Ebene seine Einlösung fand, findet und finden wird.

Problem „geringes Urvertrauen“

Geborgenheit – eine Paradoxie?

Seelische Krisen und Störungen sind durchwegs mit einem Verlust an Urvertrauen verbunden. Teilweise gehen sie sogar ursächlich darauf zurück. Teilweise lösen sie ihn über eine Blockade geistiger Kräfte aus. Teilweise spielen sie sich eher auf einem „Nebengleis“ ab, und dennoch stellt sich kein Seelenfriede ein, solange es an Urvertrauen mangelt. Außerhalb der Geborgenheit lebt es sich nicht gut und stirbt es sich nicht gut.

Die moderne Wissenschaftslehre der Psychotherapie kann deshalb die Frage nach dem Erhalt bzw. nach der Rückgewinnung von Urvertrauen nicht ignorieren. Sie ist im Gegenteil genötigt, ihre Konzepte in dieser Richtung zu verfeinern und zu vervollständigen. Was nicht ganz einfach ist, weil das Urvertrauen zu den so genannten „unwollbaren“ Phänomenen zählt. Man kann nicht glauben *wollen*, ähnlich, wie man nicht lieben *wollen* kann. Entweder glaubt man etwas oder nicht. Entweder liebt man jemanden oder nicht. Der Wille hat dabei nicht viel zu vermelden. Taucht allerdings etwas Glaub-würdiges oder etwas Liebens-wertes im Gesichtfeld eines Menschen auf, dann steigen die Chancen, dass sich bei ihm Glaube und Liebe von selbst einstellen. Ähnlich ist es mit dem Gefühl der Geborgenheit, das auch nicht willentlich herbeigeordert oder künstlich erzeugt werden kann. Einzig in Bezug zu einer Instanz, die „Annahme ohne Wenn und Aber“ gewährt, stellt sich das Gefühl, geborgen zu sein, ein. Folglich ist die Frage nach dem Erhalt bzw. nach der Rückgewinnung des Urvertrauens keine Frage nach einem „Machen“, sondern vielmehr die Frage nach einem „Erkennen“: Wie erkennen und an-erkennen Menschen eine Instanz, die es ihnen gestattet, sich von ihr bedingungslos angenommen zu wissen?

Auf der Suche nach Antworten hat sich die von Viktor E. Frankl begründete sinnzentrierte Psychotherapie namens Logotherapie als eine wahre Fundgrube erwiesen. Hat doch der Wiener Seelenarzt und Holocaust-Überlebende Frankl die religiöse Erlebnisweise des Menschen aus therapeutischen und prophylaktischen Erwägungen heraus bewusst in seine Theorien mit einbezogen. Ich zitiere dazu einen anspruchsvollen Absatz aus seinem Buch „Der Wille zum Sinn“[14]:

Zitat von Viktor E. Frankl:

„Wenn wir dem religiösen Erleben nur ein wenig auf den Grund gehen, so bemerken wir alsbald, dass es sich bei ihm um das Erleben der eigenen Fragmentarität und der eigenen Relativität auf einem absoluten Hintergrund handelt. Im religiösen Selbstverständnis erlebt der Mensch sonach die eigene Bezogenheit auf das Absolute – also eigentlich auf ein „Unbeziehbares“. Diese Paradoxie braucht uns aber nicht zu schrecken. Denn was ist diese Bezogenheit auf ein Unbeziehbares denn anderes als – Geborgenheit? Geborgenheit – im Verborgenen, im Transzendenten. So vermögen wir der Paradoxie wenn schon keine Lösung so doch eine positive Wendung zu geben. In dieser Positivität jedoch liegt zugleich, vom psycho-

14 Viktor E. Frankl, „Der Wille zum Sinn“, Piper, München, 1991, S. 73 / 74

therapeutischen bzw. psychohygienischen Standpunkt aus gesehen, ein unerhörtes Positivum. Denn hat sich schon gezeigt, dass das Erleben des Lebens als einer Aufgabe schlechthin, man könnte sagen: als einer persönlichen Mission, dass dieses Erleben das Verantwortungsbewusstsein in einem psychotherapeutisch eminent bedeutungsvollen Grade zu steigern vermag, dann zeigt sich nunmehr, dass das religiöse Erleben, das Erlebnis der Geborgenheit schlechthin, diese therapeutische Relevanz wohl erst recht besitzt. Und zumindest in entscheidenden Augenblicken des persönlichen Daseins wird sich immer wieder zeigen, wie kaum eine andere Einstellung gegenüber schicksalhaften Grenzsituationen es im gleichen Maße vermöchte wie die religiöse, den Menschen diese Situationen bewältigen zu lassen.“

Da der Text nicht leicht zu verstehen ist, möchte ich ihn näher aufschlüsseln. Es gibt nichts auf Erden, auf das wir bedenkenlos bauen und vertrauen könnten. Nichts ist vollkommen und nichts ist ewig. Der gesündeste Körper kann erkranken, der beste Freund uns im Stich lassen, der festeste Arbeitsplatz verloren gehen, der treueste Beschützer hinweg sterben, der stabilste Friede in Krieg umschlagen. Echte Versicherungen gegen ein Unheil gibt es nicht. Dies meinte Frankl, als er von der eigenen Fragmentarität und Relativität sprach. Fragmentarisch (also bruchstückhaft) und relativ (also abhängig von bestimmten Voraussetzungen) ist alles im menschlichen Leben. Wir erleben es Tag für Tag, doch mitunter erleben wir es „auf einem absoluten Hintergrund“, dann – so Frankl – ist es ein religiöses Erleben.

Hier stoßen wir auf die von ihm erwähnte Paradoxie. Wie kann es die Idee, den Traum, die Ahnung von etwas Absoluten geben, wenn der Mensch rings um sich herum ausschließlich Fragmentarisches und Relatives vorfindet? Aus der Hirnforschung wissen wir, dass es unserem Verstande unmöglich ist, etwas völlig Neues zu erfinden, ohne auf Vorbilder zurückzugreifen. Jede Maschine, die jemals gebaut worden ist, hat ihre Vorlagen in der Natur, wie zum Beispiel die Flugzeugkonstruktion im Vogelmodell. Wir wissen dies speziell seit sich Schriftsteller abmühen, Science-fiction-Romane zu entwerfen: auch die genialsten unter ihnen haben nur Neukombinationen statt Neuem hervorgebracht. Woher kommt aber dann dieses „Erleben eines Absoluten im Hintergrund der Welt“, von dem unaufhörlich in allen Epochen, Kulturen und Völkern berichtet wird, ja, das wir vielleicht aus eigener Erfahrung kennen? Frankl sprach von der Bezogenheit des Menschen auf ein Unbeziehbares und meinte im obigen Text: „Was ist diese Bezogenheit auf ein Unbeziehbares denn anderes als – Geborgenheit? Geborgenheit – im Verborgenen, im Transzendenten“.

Er konnte die Paradoxie nicht auflösen, gab ihr jedoch eine Wendung. *Wenn* wir mitsamt unserer Fragmentarität und Relativität geborgen sind im Absoluten, in der Transzendenz, in Gott, oder wie man es ausdrücken möchte, *wenn* dies der Fall ist – was wir eben nicht wissen, sondern höchstens intuitiv erahnen können –, *dann* wird unser religiöses Erleben verständlich, denn *dann* erzählt es gar nicht von einem Neuen, das wir ohne irgendwelche Vorbilder erfunden hätten, sondern dann erzählt es von einem Alten, Uralten, Immer-schon-da-Gewesenen, Ewigen, von einem, für das wir eigentlich zu klein sind, um uns darauf beziehen zu können – es sei denn, wir sind *immer auch schon in ihm gewesen.*

Geborgenheit lässt sich sonach (zünftig philosophisch) definieren als ein „Bezogen-Sein auf ein Unbeziehbares“, auf etwas, für das keinerlei Vorbilder in der Welt existieren, weil es selbst *das* Vorbild der Welt ist, und von dem wir keine Ahnung haben könnten, wären wir nicht in unserer Kleinheit dennoch – sein „Ebenbild“.

Soweit der theoretische Aspekt. Uns interessiert aber die praktische Bedeutung des Gesagten, und Frankl hatte ebenfalls ein Auge darauf geworfen. Er hat auf den psychotherapeutischen und psychohygienischen Standpunkt hingewiesen, von dem aus betrachtet Geborgenheit ein „unerhörtes Positivum“ darstellt. Seinen jahrzehntelangen Beobachtungen gemäß stärkt es zum einen das Verantwortungsbewusstsein des Menschen und hilft zum anderen „in entscheidenden Augenblicken schicksalhafte Grenzsituationen zu bewältigen“. Da solche Grenzsituationen meistens mit ernsten, unangenehmen und bedrohlichen Dingen verquickt sind, die über einen Menschen hereinbrechen, ist festzuhalten, dass das Gefühl des Geborgen-Seins *Kraft verleiht* – eine „eminente Kraftsteigerung“, wie es im Text heißt –, nämlich ethische Kraft in Form von Verantwortungsbewusstsein, und Bewältigungskraft in Hinblick auf Katastrophen aller Art.

Von daher verwundert es nicht, dass Ratsuchende, die einen Therapeuten aufsuchen, zum überwiegenden Teil durchaus selber spüren, was sie zu tun oder zu unterlassen hätten, aber ihrem Berater die Frage an den Kopf werfen: „Wo soll ich die Kraft dafür hernehmen?“ Genau so gut (nur komplizierter) könnten sie sagen: „Ich habe mein Gefühl der Geborgenheit verloren. Wie gewinne ich das Urvertrauen, dass ich mich in dieser fragmentarischen und relativen Welt auf ein Absolutes, ‚Unbeziehbares' beziehen kann, wieder zurück?“

Keine Geborgenheit – was dann?

Bevor ich auf diese oft gehörte Frage antworte, möchte ich die Folgen eines geringen bis fehlenden Urvertrauens anskizzieren, denn sie sind dramatisch genug. Zum Beispiel sind *Hassliebe* und manche verzwickten Formen von Ambivalenz indirekte Folgen davon. Eine Person A mag eine Person B nicht, kann sich von ihr aber auch nicht trennen. Warum nicht? Weil sie Angst vor dem Allein-Sein hat. Warum hat sie Angst vor dem Allein-Sein? Weil sie sich dann an die Unwägbarkeiten des Lebens ausgeliefert fühlt. Warum fühlt sie sich ausgeliefert? Weil sie nirgends geborgen ist ... Also klebt sie an Person B, die sie nicht mag, „liebt“ sie auf infantil-bedürftige Weise und hasst sie (und sich selbst) dafür.

Minderwertigkeitsgefühle sind eine weitere häufige Folge mangelnden Urvertrauens. Dabei sind Menschen mit Minderwertigkeitsgefühlen nicht bloß „arme Teufel“, sondern richten auch ziemlichen Unfug an. Sie investieren ihr gesamtes

Bemühen in die verkrampfte Darstellung, was sie alles prima können, was sie perfekt erledigen würden, falls man sie ließe, was sie nicht perfekt erledigen können, weil man sie daran hindert, wie viel tüchtiger sie seien, als man von ihnen denkt, und so fort. Ständig wollen sie ihre Fähigkeiten beweisen und rückbestätigt bekommen, was ihre Konzentration von demjenigen abzieht, was gerade Sache ist. Die verringerte Konzentration verringert ihre Leistungen, die alsbald wirklich „minderwertig“ ausfallen, was die Minderwertigkeitsgefühle dieser Menschen natürlich noch anheizt.

Warum aber sind sie so begierig auf die Darstellung ihrer Fähigkeiten? Nicht nur, weil sie heimlich an ihren Fähigkeiten zweifeln, sondern insbesondere, *weil es etwas ausmacht*, ob sie fähig sind oder nicht. Und warum macht es etwas aus? Weil sie sonst (in ihrer Fantasie) „verstoßen“ werden könnten, von wem auch immer, weil sie bestraft, beschämt, verurteilt, verspottet werden könnten, wenn sie nicht die geforderten Qualitäten aufweisen, oder noch deutlicher: weil sie nirgends geborgen sind, wo ihr Eigenwert zählt, unabhängig vom Wert ihrer Leistungen. Weil sie glauben, nirgendwo um ihrer selbst willen geliebt zu sein.

Noch gefährlicher ist *Brutalität* als indirekte Folge eines Verlustes an Urvertrauen. Es handelt sich um die Brutalität von Menschen, die andere schädigen – nicht, weil sie sie vorrangig schädigen wollen, sondern weil sie ein bestimmtes Ziel erreichen wollen, zu dessen Erreichung sie die Schädigung jener anderen (nachrangig) in Kauf nehmen. Freilich ist dies kein mildernder Umstand, wie Frankl in einem Wortspiel betont hat, wonach „nicht der Zweck die Mittel heilige, sondern umgekehrt die schlechten Mittel den heiligsten Zweck zu entweihen vermögen“. Dennoch fragt sich, was Menschen verleitet, im Zuge ihrer Zielstrebigkeit Fremdschäden in Kauf zu nehmen? Es ist die Verbissenheit, ihr Ziel „um jeden Preis“ erreichen zu wollen. Und warum sind sie derart versessen darauf? Weil das Ziel für sie immens wichtig ist ..., negativ formuliert, weil außerhalb des Zieles so wenig für sie wichtig ist, oder gar nichts ..., weil sie sich nicht verankert und geborgen wissen in einem absoluten Seinsgrund, aus dem heraus irdische Ziele eben relativ sind.

Die Aufzählung könnte beliebig fortgesetzt werden, aber ich denke, dass sich die Quintessenz bereits abzeichnet. *Ein Mensch, der sich geborgen weiß, braucht herrlich vieles nicht.* Was hingegen braucht ein Mensch, der sich nicht geborgen weiß, doch alles! Personen, die ihm ständig hilfreich zur Seite stehen (Stichwort: Hassliebe), Personen, die ihm pausenlos bestätigen, wie tüchtig er ist (Stichwort: Minderwertigkeitsgefühle), die Erreichung seiner Ziele, und sei es hinwegtrampelnd über andere Menschen (Stichwort: Brutalität) und mehr und mehr. Erfolg braucht er, Macht, Prestige, Zuwendung, Rückmeldung, materielle Güter; nie ist er beruhigt. Rastlos mauert er an einer Festung im Diesseits und hat zuletzt – auf Sand gebaut.

Zwei Hinweise sollen die Dramatik in ihrer vollen Tragweite beleuchten.

Zum Burnout-Syndrom

Der eine Hinweis betrifft das heutzutage grassierende *Burnout-Syndrom.* Es nahm seinen Ausgang bei den helfenden und pädagogischen Berufen, bei Ärzten, Lehrern, Therapeuten und sogar Seelsorgern, hat aber inzwischen Eingang in fast sämtliche Berufssparten gefunden. Die Kennzeichen des Sich-ausgebrannt-Fühlens sind schnell geschildert: der Betreffende ist körperlich-seelisch einfach am Ende. Die Arbeit hängt ihm zum Hals heraus, die Klienten oder Kunden, mit denen er zu tun hat, ekeln ihn an, sein innerer Widerstand gegen die täglichen Verpflichtungen wächst derart rasant, dass er von einer Krankheit in die nächste taumelt, von schweißtreibenden Schlafstörungen angefangen bis hin zum physischen und psychischen Zusammenbruch.

Was steckt dahinter? Eine Erfolgs- und Rückmeldungsabhängigkeit, wie man in wissenschaftlichen Studien einwandfrei festgestellt hat. Burnout-Syndrom-anfällige Menschen sind solche, die zunächst mit großem Schwung und Engagement in ihren Beruf einsteigen, dafür aber einen entsprechenden Erfolg bzw. eine entsprechende Rückmeldung von ihren Klienten oder Kunden erwarten. Im Klartext: sie „geben“ eine Menge, möchten aber auch die Früchte ihrer „Gaben“ ernten. Von den Empfängern ihrer „Gaben“ soll etwas zurückfließen: ein Dank, eine Anerkennung, zumindest eine Kooperationsbereitschaft. Schlimm, wenn es nicht kommt, nicht bald kommt, nicht wie erwartet kommt. Dann sind die „Geber“ bitter enttäuscht, desillusioniert, frustriert, verlieren die Lust, sich zu engagieren und funktionieren noch eine Weile wie

Automaten, bis jeder Funke Kraft und jedes innere Feuer in ihnen erloschen ist.

Nun gibt es eine Reihe von Berufen, bei denen niemals exakt jenes Feedback zurückkommt, das man verdient hat, wie zum Beispiel der Lehrerberuf. Setzt sich ein Lehrer für einen interessanten und anregenden Unterricht ein, so fallen ihm die Schüler nicht gleich jubelnd um den Hals und machen auch nicht die Riesenfortschritte, die dem Einsatz des Lehrers angemessen wären. Dennoch hat jeder erstklassige Unterricht seinen tiefen Sinn, seinen „Eigen-Sinn“, wenn man so will; und in dem Augenblick, da das Wirken eines Menschen sinnvoll ist, ist es dies mit oder ohne sichtbaren Erfolg und mit oder ohne enthusiastischen Beifall irgendwelcher Beteiligter. Es ist *an sich* und *in sich* gut.

Der geborgene Mensch versteht das. Er ist ja bezogen auf das An-sich-Gute und In-sich-Gute schlechthin; Gott ist sein Zuschauer, religiös ausgedrückt. Daher kann der geborgene Mensch sein Bestes erbringen ohne nach vorzeigbaren Ergebnissen zu schielen – mit dem seltsamen Effekt, dass ihm die positive Rückmeldung nicht selten hinterherläuft, mitunter sogar in Form anhänglicher Schüler und Schülerinnen.

Zur weltweiten Ökokrise

Der zweite Hinweis betrifft die weltweite *Ökokrise.* Der einzelne zerstört im Allgemeinen nicht, aber er konsumiert manches, dessen Herstellung die Umwelt langfristig zerstört. Demnach wäre speziell in den Industrieländern ein stärkerer Verzicht auf Güter dringend geboten, und zwar seitens der einzelnen Personen. In der Tat befindet sich der Konsument am Steuer, und nicht etwa die Industrie, auf die er sich auszureden pflegt. Was der Konsument nicht kauft, ist unverkäuflich und muss aus der Produktion genommen werden. Der Verführung durch den Hersteller steht daher stets der Entscheid des Verbrauchers gegenüber, dessen Macht nicht zu unterschätzen ist. Würde zum Beispiel kein Mensch mehr Zigaretten kaufen, wäre die Zigarettenindustrie innerhalb kürzester Zeit pleite; würde niemand mehr zu Drogen greifen, könnte die Jagd auf Erzeuger und Dealer eingespart werden ...

Die Ökokrise wäre also zu bremsen durch ein freiwilliges Leben in Bescheidenheit und Selbstbeschränkung. Trotzdem hakt es gewaltig. Woran? Ich denke, am schwindenden Urvertrauen in unserer Gesellschaft. Fehlt die Vorstellung ewiger Werte, dünken materielle Besitztümer unverzichtbar. Es ist schon so: Freiwillige Bescheidenheit leben kann nur, wer sich im Immateriellen geborgen weiß; vom Haben loslassen kann nur, wer im Sein zu Hause ist.

Fassen wir zusammen. Die gravierenden Folgen geringen Urvertrauens bestehen darin, dass wir Angst haben müssen. Angst um alles, was wir brauchen, um uns einigermaßen sicher zu fühlen, und nie werden wir davon genug haben, um es wirklich zu tun. „Die Sicherheit der Menschen in Westeuropa ist gigantisch gewachsen, aber ihre Zukunfts- und Existenzängste sind es merkwürdigerweise auch“, stand zum Jahrtausendwechsel im Feuilleton einer deutschen Zeitung zu lesen.

Dem gegenüber schrieb Frankl als Resümee seiner schrecklichen Erlebnisse im Konzentrationslager (dem denkbar unsichersten Ort überhaupt!), dass diese „gekrönt wurden von dem köstlichen Gefühl, nach all dem Erlittenen nichts mehr auf der Welt fürchten zu müssen“ und fügte schlicht hinzu: „ – außer seinen Gott“[15]. *Das* ist Urvertrauen.

Der Zufall – ein Wunder?

Ich schulde noch die Antwort auf die häufig gestellte Frage, wo man Kraft hernehmen soll, wenn sie einem fehlt, vor allem seelische Kraft. Eine Frage, die – wie wir bereits wissen – nahezu identisch ist mit der Frage nach der Rückgewinnung verlorenen Urvertrauens. Man gestatte mir zur Beantwortung ein wenig auszuholen.

Das authentische Ich

Im Zuge des Lebens ist es notwendig, ein authentisches Ich zu entwickeln. Schon *Sigmund Freud* schrieb: „Wo Es ist, soll Ich werden“. *Eric Berne* sprach vom Erwachsenen-Ich, das sich vom Eltern-Ich und vom Kind-Ich im Menschen ausgliedern solle. Frankl sprach vom agierenden statt blindlings reagierenden Wesen des Menschen, und *Manoochehr Khatami*, ein amerikanischer Psychiater, dessen Formulierungen ich für sehr gelungen halte, sprach vom authentischen statt automatischen Ich.

15 Viktor E. Frankl, „ ... trotzdem Ja zum Leben sagen“, dtv, München, 20. Aufl. 2000, S. 148

Gemeint ist damit, dass wir bewusst leben und entscheiden sollen, statt uns von unbewussten Mechanismen treiben zu lassen. Freilich tragen wir automatische Verhaltensweisen in uns, teils angeborene, aus der Triebebene stammende, teils in Lern- und Gewöhnungsprozessen erworbene, die, weil sie automatisch ablaufen, keine Beteiligung des Bewusstseins erfordern. Dennoch sollten wir sie nicht ganz aus unserem Bewusstsein entlassen. Zwar vereinfachen Automatismen manchmal unser Leben, doch sind sie weder kreativ noch variabel. Sie sind starr, weshalb sie uns nicht beherrschen dürfen. Im Gegenteil sind wir selbst es, vertreten in unserem authentischen Ich, die über sie zu herrschen haben.

Ein Beispiel dazu. Jemand fühlt sich stets tief gekränkt, wenn er kritisiert wird. Das ist eine automatische Reaktion, die gewiss ihre Wurzeln in der Vorgeschichte dieses Menschen hat. Noch dazu ist es eine, die nicht einmal sein Leben vereinfacht, sondern es eher erschwert. Sie beizubehalten würde bedeuten, die Schatten der Geschichte schalten und walten zu lassen und ihnen zu erlauben, auch die Gegenwart dieses Menschen zu verdüstern. Das muss er nicht erlauben! Beim nächsten Vorwurf, den er zu hören bekommt, kann er sich eine andere, bewusst gewählte Reaktion abringen, zum Beispiel den Kritiker freundlich anzulächeln und ihm für die wertvolle Information zu danken. Er kann sein eigenes Gekränkt-Sein „ausklinken“, vom Haken lösen, an dem es hängt, indem er sich souverän darüber stellt. Eine solche Neuwahl der Verhaltensweise würde einen wahren Triumph des authentischen Ichs über das automatische Ich darstellen.

Subjektive Bewertungen

Ein anderer Aspekt zentriert sich um die Wichtigkeit subjektiver Einstellungen und Bewertungen. Wissenschaftler von Weltrang haben sich mit der Beobachtung auseinandergesetzt, dass der Mensch die Qualität seiner unmittelbaren Welterfahrung in hohem Maße selbst produziert. *Paul Watzlawick* ging sogar so weit, zu behaupten, der Mensch zimmere sich seine Wirklichkeit zurecht und darin sein Glücklich-Sein oder Unglücklich-Sein, je nachdem. Die Vertreter des *Positiven Denkens* schlagen in die selbe Kerbe und plädieren für das Zurechtzimmern von Glücklich-Sein. Vielleicht sehen sie es ein bisschen übersimplifiziert, aber alle Suggestionsverfahren beweisen die enorme Wirkung hoffnungsvoller Erwartungen. Auch *Reinhard Tausch* betonte die Notwendigkeit von Um- und Neubewertungen im Falle negativer Lebensinterpretationen, und in der Logotherapie zielt die Methode der „Einstellungsmodulation“ auf heilsame Korrekturen in genau diesem Sinne hin.

Im vorhin genannten Beispiel etwa könnte die Person, die sich stets tief kränkt, wenn sie kritisiert wird, eine Person sein, die ihren Mitmenschen grundsätzlich mit Misstrauen begegnet. Überall wittert sie versteckte Feinde, Konkurrenten, Ausbeuter. Ihrem Bewertungsschema zufolge ist ihr niemand wohlwollend gesonnen. Also umgibt sie sich mit einem unfreundlichen Abwehrpanzer, der so provokant wirkt, dass sich immer wieder jemand herausgefordert fühlt, ihn zu knacken, sprich, die Person anzugreifen. Der erfolgte Angriff passt dann exakt zum Bewertungsschema der Person: die Mitwelt will ihr Böses ..., und die Kränkung sitzt schon wieder tief. Ohne eine Änderung ihres Bewertungsschemas wird sich diese Spirale nicht aufdrehen. Ändern aber kann es nur das authentische Ich der Person, indem sie sich vornimmt, in Zukunft nicht mehr automatisch jedermann Negatives zu unterstellen, sondern zumindest im Vorfeld jedermann eine positive Chance zu gewähren.

Beim Verlust an Urvertrauen ist nichts anderes geschehen, als dass ins automatische Ich eines Menschen ähnliche Fehlbewertungen eingegangen sind, allerdings solche, die über die Mitwelt hinaus ins Metaphysische hineinreichen. Nicht bloß die Kollegen oder Verwandten sind es, die einem (vermeintlich) Böses wollen, nein, der Herrgott persönlich – in welcher Gestalt er auch anvisiert wird – ist ein strafender, zürnender und drohender. Er fügt uns Leid zu, er lässt uns im Schmerz allein, er ist abwesend, wenn man ihn braucht, er thront Unendlichkeiten entfernt. Diese Haltung ist nicht zu verwechseln mit einer andächtigen „Gottesfürchtigkeit“, die eher mit *Ehr*furcht als mit Furcht zu tun hat. Sie korrespondiert vielmehr mit der Verwegenheit und Anmaßung eines Menschen, die Pläne der Vorsehung rational verstehen zu wollen, und dem zwangsläufigen Scheitern dabei.

Für die Rückgewinnung des Urvertrauens ist demgemäß zweierlei vonnöten: 1. eine Stärkung des authentischen Ichs, und 2. eine bewusste Revision jenes Gottesbildes, das (vielleicht unbewusst) im Herzen verborgen schlummert, auf Gleichgültigkeit oder Verdammnis programmiert, statt auf – Erlösung.

Die Stärkung des authentischen Ichs kann durch jede Art von Weiterbildung, kultureller Betätigung und Aufnahme geistiger „Nahrung“ eingeleitet werden. Einige bedeutende „Stärkungsmittel“ (wie Stärkung der Sinnorientierung, der Entscheidungsfähigkeit, des Durchhaltevermögens, Aufbau einer eigenen Identität usw.) sind im Teil I des Buches präsentiert worden. Zur Revision des Gottesbildes aber sei hier ein Gedanke aus der Logotherapie eingeblendet, der sich mit neueren Erwägungen aus der Experimentalpsychologie deckt.

Zufall und Vorsehung

Bekanntlich spielt der Zufall eine nicht unerhebliche Rolle im menschlichen Leben. Der Gedanke besagt nun, dass, wenn wir diese Rolle über größere Zeitabschnitte hinweg mit Neugierde und Akzeptanz betrachten, uns eine Ahnung davon zuteil werden kann, was es mit den Plänen der Vorsehung auf sich hat. Frankl drückte es in einem berühmt gewordenen Zitat[16] wie folgt aus:

Zitat von Viktor E. Frankl:

„Der Zufall ist der Ort, an dem das Wunder nistet – oder besser gesagt: nisten kann, denn immer kann etwas nur – niemals muss es mehr als bloßer Zufall sein. Allemal kann nur das natürliche Sein Träger sein eines übernatürlichen Sinns, eines Übersinns; aber der Übersinn ist diskret: er drängt sich einem nicht auf und kann ebenso gut unbemerkt bleiben.“

16 Viktor E. Frankl „Der leidende Mensch“, Huber, Bern, 2. Aufl. 1996, S. 123

Welch eine schöne Definition des Zufalls als dem Ort, „an dem das Wunder nistet"! Welch eine kluge Begriffsbildung auch bezüglich eines alle menschliche Vorstellungskraft übersteigenden Gesamtsinns der Schöpfung im Wort „Übersinn"! Ist es nicht möglich, dass sich Letzterer just demjenigen einen Spalt breit offenbart, der sich aufmacht, den Zufällen („Wundernistplätzen") seines Lebens auf die Spur zu kommen? Oder anders ausgedrückt: Dass sich beim Sammeln und Auffädeln jener Zufälle auf einen „roten Faden" ein winziger Blick erhaschen lässt auf „Urvertrauenswürdiges"?

Fallbeispiel:

Eine Patientin berichtete mir einst über ihre desolate Kindheit. Ihre Mutter hatte heimlich versucht, sie abzutreiben, angeblich mit einer Häkelnadel. Es war nicht gelungen. Als die Patientin, unehelich geboren, auf die Welt kam, hatte die Mutter keine Zeit für sie, und ein Vater war nicht vorhanden. Deshalb ließ die Mutter das Baby oft unbeaufsichtigt im Kinderwagen liegen. Eines Tages geriet der Kinderwagen ins Rollen, rutschte eine Böschung hinab und kippte um; das Baby erlitt einen Schlüsselbeinbruch. Ein anderes Mal, als die Patientin schon älter war, betrat sie, total sich selbst überlassen wie meistens, einen zugefrorenen Teich und brach ein. Spaziergänger, die gerade vorübergingen, zogen das zappelnde Mädchen aus dem Eiswasser.

Der Bericht könnte noch lange fortgesetzt werden, doch genügt das Bisherige, um zum Thema „Zufall" zurückzukehren. Nichts soll die Tragik der frühen Kindheit dieser Patientin schmälern.

Dennoch ist beim genauen Hinschauen ein „höheres" Muster erkennbar. Ich rekapituliere: die Mutter will ihr Ungeborenes abtreiben und unternimmt eine medizinisch gefährliche Aktion, aber die Patientin kommt als gesundes Baby auf die Welt. Der Kinderwagen rollt davon und kippt um, aber das heraus fallende Kind bricht sich nicht das Genick, sondern bloß das Schlüsselbein. Dann landet das Mädchen auch noch im winterlichen Teich und wäre innerhalb weniger Minuten ertrunken. Just in diesem Moment sind beherzte Spaziergänger zur Stelle und holen es heraus. Alles Zufall; doch der Zufall ist der Ort, „an dem das Wunder nistet", in diesem Fall, an dem der Schutzengel wohnte, der über dem verlassenen Kinde gewacht hat, denn es sollte offensichtlich leben! Es sollte nicht umkommen, weder durch Häkelnadel, noch durch Eiswasser, es sollte aufgespart werden für eine Erwachsenenzeit, um vielleicht etwas Sinnvolles in seiner Zeit zu erfüllen.

„Es stimmt", sagte ich zu meiner Patientin, „von Ihren Eltern waren Sie nicht gewollt. Trotzdem scheint mir, dass Sie *urgewollt* gewesen sind, urgewollt und für etwas ‚vorgesehen'; oder wie könnte man die Serie der gnädigen Zufälle in Ihrer Kindheit sonst deuten?" Die Patientin war von meinen Argumenten fasziniert. „Ich habe mich immer als überflüssiges Balg erlebt", stammelte sie bewegt, „jetzt glaube ich, dass ich am Ende doch nicht überflüssig bin. Aber wofür könnte ich aufgespart worden sein?" Ja, darüber dachten wir bei unserem weiteren Gespräch nach, das sich überhaupt nicht mehr um ihre traurige Kindheit, sondern um die zu gestaltende Gegenwart drehte, und um eine Zukunft, die des diskreten Wirkens ihres einstigen Schutzengels würdig sein sollte.

Wenn wir die Zufälle in unserem Leben, die angenehmen wie die unangenehmen, aus einigem Abstand betrachten und auf die Richtung hin überprüfen, in die sie uns gelenkt haben, dann zeichnet sich mit hoher Wahrscheinlichkeit da oder dort ein „roter Faden“ ab, eine Wegspur, der es lohnt, nachzusinnen. Denn unter diesem Gesichtspunkt sind wir in der Tat bedingungslos Beschenkte, und das Geschenk ist der Weg (vgl. das Vorkapitel). Er kommt aus der Geborgenheit und er führt in die Geborgenheit zurück, wir müssen ihn nur gehen. Sollten wir stecken bleiben oder abweichen, wird uns der Zufall (die „Wolke“?) führen.

Interessant ist, dass die nüchterne Experimentalpsychologie nach jahrzehntelangen Untersuchungen von Einflüssen auf Lebensschicksale bei einem analogen Gedanken angelangt ist. Ich berufe mich u. a. auf *Dieter E. Zimmer*, einen der bekanntesten Verhaltensforscher, der sich insbesondere mit den spannenden Entwicklungen von Zwillingen, milieugeschädigten Kindern und Kibbuzinsassen beschäftigt hat. Er wollte wissen, was die Unterschiede zwischen Menschen hervorbringt, die miteinander aufwachsen; vor allem, was Geschwister einander unähnlich macht, da bei denen sowohl das genetische Material, als auch die Erziehungsfaktoren doch sehr ähnlich sind. Hier sein Resümee[17]:

17 Dieter E. Zimmer „Experimente des Lebens“, Haffmanns Verlag, Zürich, 1989, S. 96 / 97

Zitat von Dieter E. Zimmer:

„Vielleicht ist die Suche nach den Einflüssen, die Familienmitglieder unähnlich machen, darum bisher so ergebnislos geblieben, weil es keine oder nur geringe systematische Einflüsse dieser Art gibt. Vielleicht ist es der pure Zufall, der unser Lebensschicksal weitgehend bestimmt und es von anderen Schicksalen abhebt. Mir scheint es plausibel. Der eine sitzt in der Schule zufällig neben einem bewunderten Torschützen, versucht es ihm nachzutun und wird dank mehrere weiterer Zufälligkeiten zu einem Tennis-Ass; sein Bruder stolpert zufällig über einen Stein, zerrt sich den Meniskus, hat fortan keine Freude mehr am Sport, verlegt sich lieber auf die Mathematik und wird aufgrund einiger weiterer Zufälle schließlich Informatiker. Sonst wäre vielleicht auch er Sportler geworden. Sein Beruf, sein ganzer mit diesem zusammenhängender Habitus sind letztlich nur auf jenen Stein zurückzuführen, über den er als Kind fiel. Und dann kommen die Wissenschaftler und wollen wissen, welche systematischen Einflüsse es waren, die zwei Brüder so verschieden gemacht haben! Stolpersteine werden sie unter ihnen nicht suchen und nicht finden.“

Wir sehen: die empirische Wissenschaft stößt beim Zufall an ihre Grenzen. Uns aber steht es frei, einen Schritt über die Grenze hinaus zu wagen in der Annahme, dass die Glücksfälle genau so wie die Stolpersteine unseres Lebens manchmal *mehr* als Zufälle sind, ja, dass sie Orte sein können, „an denen das Wunder nistet“. Wer diesen Schritt mit vollzieht, hat sich zu einem vertrauensvollen Gottesbild durchgerungen.

Wider das Prinzip Enttäuschung

Die „prima causa" des Lebenswillens

Einer der wichtigsten und in jeder Hinsicht viel versprechenden Trends der Gegenwart heißt *Gesundheitsförderung*. Zahlreiche Disziplinen stellen sich zunehmend in ihren Dienst wie die moderne Ökologie, Humanbiologie, Psychologie, Ernährungskunde, Sportwissenschaft oder Wohnbaukultur. Aber auch angrenzende Industriezweige wie die Kosmetik, Heiz- und Klimatechnik, Reise- oder Bekleidungsbranche beziehen gesundheitsförderliche Aspekte in ihre Kalküle mit ein. Längst ist erkannt worden, dass Krankheitsbekämpfung eine Angelegenheit der Kranken und ihrer Helfer ist, während Gesundheitsförderung in der Sache alle angeht, jede Frau und jeden Mann in der Bevölkerung. Und dass es *viele* Krankheiten, aber nur *eine* Gesundheit gibt, die zu riskieren und zu verlieren bedeutet, gleichzeitig sämtliche Errungenschaften an Lebensstandard und Lebensqualität in ihrem Wert erheblich herabzumindern. Angesichts schrumpfender Kräfte relativieren sich irdische Güter selbst in einer Konsumgesellschaft.

Nun kann Gesundheitsförderung bei jeder Zelle und bei jedem Gedanken des Menschen ansetzen. Bei der Gesichtscreme, die die Faltenbildung der Haut hinausschieben soll, genauso wie beim Smogalarm, der einer Schädigung der Atemwege vorbeugen soll. Beim Antistressprogramm, das einer Überreizung des Nervensystems entgegen wirken soll, genauso, wie bei Konzentrations- und Gedächtnisübungen, die eine mentale

Vergreisung schon im Frühstadium aufhalten sollen. Die diesbezügliche Palette an Möglichkeiten ist groß und bunt. *Ein* Farbtupfer auf ihr allerdings ähnelt dem Deckweiß unter den Aquarellfarben, der Grundlage aller Farbhelligkeit. Er ist die Grundlage der Gesundheitsförderung, genannt „Hoffnung". Wenn *sie* sich nicht beimischt, nützen Gesichtscreme und Gedächtnisübung, Smogalarm und Antistressprogramm wenig, denn was immer die Einzelansätze zu vermeiden trachten, ist in hoffnungsloser Existenz gleichgültig. Falten? Asthma? Ärger? Senilität? Ohne Hoffnung ist nichts dagegen einzuwenden, im Gegenteil, eines bestätigt das andere. Die Hoffnung ist die unabdingbare Voraussetzung aller gedeihlichen Pflege von körperlichen oder seelischen Funktionen, die „prima causa" des Lebenswillens schlechthin. Ihr Erlöschen entzieht den restlichen Farben auf der Palette jede Leuchtkraft. Wenn wir uns demnach mit der Frage beschäftigen, was ihr Erlöschen verhindern bzw. ihr Vorhandensein stärken kann, fragen wir nicht nach einem Detail aus der Fülle möglicher Gesundheitsförderung, sondern wir fragen nach dem umfassenden Horizont, unter dem die Gesundheitsförderung überhaupt ihren Platz und ihren Sinn hat.

Beginnen wir mit der Erlöschungsgefahr der Hoffnung. Ich habe einmal im Zuge statistischer Erhebungen ein Jahr lang sämtliche Patienten meiner Praxis gefragt: „Bitte sagen Sie mir, wann haben Sie in Ihrem Leben ein Stück Hoffnung verloren?" Die Antwort lautete fast durchwegs: „Nach einer bitteren Enttäuschung". Das hat mich bewogen, den Vorgang der Enttäuschung genauer zu erforschen. Gibt es neben dem Prinzip „Hoffnung" ein Prinzip „Enttäuschung"? Eines, das bei langem Anhalten sogar bewirkt, dass ein Mensch niemals mehr Hoffnung schöpft? Dass er sich in einer Art Hoffnungsabsage, Hoffnungsverweigerung festbeißt? Besitzt Enttäuschung derlei Mächtigkeit? Zahlreiche Gespräche mit seelisch labilen und seelisch stabilen Menschen haben mir dazu interessante Erkenntnisse geliefert.

Hoffnung und Enttäuschung

Zunächst dies: Enttäuschung ist *nicht* als gleichrangiges Prinzip oder „Antipol" neben der Hoffnung zu verstehen, sondern buchstäblich *in der Hoffnung enthalten.* Sie ist geradezu ein Abkömmling der Hoffnung! Denn es gehört zum Charakteristikum der Hoffnung, auf etwas Ungewisses gerichtet zu sein, auf etwas, bezüglich dessen wir uns eben täuschen können, weil wir seiner nicht gewiss sind. Und es gehört ferner zum Charakteristikum der Hoffnung, nicht nur auf ein Ungewisses, sondern auch auf ein Wünschenswertes gerichtet zu sein, so dass das Unerfüllt-Bleiben des Gewünschten einen von mehreren denkbaren „Ausgängen" der Hoffnung darstellt, und zwar von ihrem ersten Aufkeimen an. Oder anders formuliert: Der Akt des Hoffens kann eigentlich nur gewagt werden in der Auslieferung an eine denkbare Enttäuschung, die im Hoffen bereits unausweichlich mitschwingt.

Seelisch kranke und labile Menschen sehen dies mit überragender Brillanz. Sehen es präziser als seelisch gesunde und stabile Menschen. Woher aber stammt ihr Wissen? Nun, der Kranke, speziell der neurotisch Kranke, neigt zu einer forcierten Introspektion und zu einer exzessiven Retrospektion. Ersteres, das andauernde In-sich-Hineinhorchen, erzählt ihm von der Angst, die reflexhaft, fast automatisch, jeden Hoffnungsschimmer in seinem Inneren begleitet: der Angst vor dem Entschwinden des Erhofften. Einer Angst, die noch geschürt und aufgeheizt wird durch letzteres, dem übersteigerten „Graben" in der Vorgeschichte, das den Kranken immer wieder daran erinnert, wie viele Hoffnungen seines Lebens bereits in Enttäuschungen zerscherbt sind, und wie nahe Sehnsucht und Entbehrung beieinander wohnen.

Dabei werden drei Kategorien von Enttäuschungen besonders dramatisch erlebt und sind – nebenbei bemerkt – auch von hoher psychosomatischer Brisanz, also krankheitsfördernd, nämlich:

1. Wenn jemand viel in etwas Erhofftes investiert hat, und dann enttäuscht worden ist.
2. Wenn jemand sehr auf einen anderen gebaut hat, und im Stich gelassen worden ist.
3. Wenn für jemanden viel von einer Hoffnung abgehangen ist, die sich nicht erfüllt hat.

Die großen Investments in der Vergangenheit (Punkt 1) und die großen Konsequenzen in der Zukunft (Punkt 3) bedrücken im Enttäuschungsfall mindestens so stark wie eine zutraulich-positive Erwartung an einen Mitmenschen, die sich als unrealistisch herausstellt (Punkt 2).

Am Rande erwähnt werden soll noch eine vierte dramatische Kategorie von Enttäuschungen, die damit zu tun hat, dass jemand sich selbst ablehnt, weil er von sich selbst enttäuscht ist. Hier betreten wir ausgesprochen psychopathologisches Gebiet, was erkennbar wird an typischen „Fallenmechanismen", in denen sich die Betreffenden fangen. Ein Beispiel dazu: Jemand ist mit sich nicht zufrieden und will sich bestrafen, indem er diejenigen Menschen, die ihn lieben und ihm zugetan sind, brutal vor den Kopf stößt. Zwangsläufig wenden sie sich von ihm ab. Das verschafft ihm die Befriedigung, dass seine Selbstbestrafung gelungen ist: er hat sich mit Einsamkeit geschlagen. Aber er hat auch Schläge an jene ihm nahe stehenden Menschen ausgeteilt, was verursacht, dass er zuinnerst erneut von sich selbst enttäuscht ist. Eine Enttäuschung, die seinen Selbsthass und in der Folge seine Selbstbestrafungstendenz wiederum steigert – ein „circulus vitiosus". Je mehr der Betreffende hofft, seinem seelischen Gefängnis zu entrinnen, desto tiefer dreht ihn jede Enttäuschung hinein.

Kurzum, seelisch verletzte, „krank-verletzte" oder „sich-selbst-krank-verletzende" Menschen sehen in überscharfer Optik, dass alle Enttäuschung im Einzugsbereich der Hoffnung auftaucht und nirgends sonst. Dass Enttäuschung über keine Eigenkreatürlichkeit verfügt, sondern nur entsteht als denkbares Ergebnis einer intentionalen Bewegung in der Kombination auf Ungewisses und Wünschenswertes zu. Daraus ziehen die Kranken mitunter den furchtbaren Schluss, *nie mehr hoffen zu wollen.* Die blanke Hoffnungslosigkeit soll sie vor der Pein der Enttäuschung schützen. Konkret heißt das für sie: Wenig investieren ... es kommt doch anders, als vermutet! (Punkt 1)

Unverbindlich bleiben ... damit man jederzeit aus einer Situation flüchten kann! (Punkt 3) Niemandem trauen ... dann kann keiner einem das Herz brechen! (Punkt 2) Und eventuell noch: Sich selbst aufgeben ... um nicht einmal der Selbstzüchtigung mehr würdig zu sein! (Punkt 4) Eine wahrhaft entsetzliche Schlussfolgerungskette: Auf dem Boden der Hoffnung wächst die Enttäuschung, und auf dem Boden der Enttäuschung wächst die Hoffnungslosigkeit. Das Prinzip „Hoffnung" führt sich solcherart selbst ad absurdum.

Depressiver Realismus

Als Reaktion darauf kursieren in der psychologischen Fachwelt zwei unterschiedliche Lehrmeinungen. Die eine schlägt vor, generell Hoffnungen auf Sparflamme zurückzuschrauben und nur in der Gegenwart und ihren Befindlichkeiten zu leben. Wer wenig erhofft, ist wenig enttäuscht. Das ist eine simple, vorsorgliche Empfehlung zur Enttäuschungsprophylaxe, die aber trotz ihrer Logik nicht gut funktioniert. Denn der Mensch ist im Unterschied zum Tier kein reines „Gegenwartswesen", sondern geistig freigesetzt zur Zusammenschau eines begrenzten Zeitraums zwischen Früher, Jetzt und Später. Ihm eignet eine Abrückungskraft aus dem festgezurrten Hier und Jetzt, ein nebulöses Erinnern, ein waches Träumen und ein Verknüpfen von beidem über die Brücken der Gegenwart hinweg in leitenden Bildern. Ihn auf die Stunde fixieren zu wollen, die er gerade durchwandelt, hieße, ihn gegen sein Wesen zu impfen. Zwar ist es richtig und wichtig, die Gunst jeder Stunde „auszukosten", doch einzig ihr zu gehören, würde menschliches Leben auf ein Dauerprovisorium reduzieren (im Bild des Exodus-Gleichnisses: im Wüstensand sitzen lassen).

Die andere Lehrmeinung schlägt vor, statt der Hoffnungen deren Realitätsüberprüfung auf Sparflamme zurückzuschrauben. Wer kaum merkt, wie illusionär seine Hoffnungen sind, ist kaum enttäuscht. Einer der bedeutendsten Vertreter dieser Lehrmeinung, *Leo Montada*, brachte dazu folgendes schwerwiegende Argument [18]vor:

Zitat von Leo Montada:

„Es galt lange Zeit die Überzeugung, dass psychische Gesundheit eine objektive Wahrnehmung der Realität voraussetzt. Das ist durchaus nicht immer so. Vielfach sind positive, illusionäre Verkennungen der Wirklichkeit, der eigenen Leistungen und Fähigkeiten, der eigenen Gesundheitsrisiken, der eigenen Beliebtheit, der eigenen Situationskontrolle etc. Indikatoren und Voraussetzungen psychischer Gesundheit. Sie gehen einher mit positiver Befindlichkeit, Angstfreiheit und Selbstwertbewusstsein bzw. schaffen diese. Die auf der depressiven Seite Stehenden – nicht im klinischen Sinne – sehen die Wirklichkeit realistischer, gemessen etwa an objektiven Kriterien oder Expertenurteilen. ‚Depressiver Realismus' ist das Stichwort."

Analog dazu ist beispielsweise auch die Strömung des „Positiven Denkens" darauf hinorientiert, den „depressiven Realismus" aus den Angeln zu heben.

18 Leo Montada, „Bewältigung von Ungerechtigkeiten in erlittenen Verlusten" in „Report Psychologie", Deutscher Psychologen Verlag, Bonn, Jg. 20, Nr. 2 / 95

Obwohl es uns allein schon aus wissenschaftlicher Redlichkeit nicht gefällt, ist das Argument Montadas nicht einfach von der Hand zu weisen. Die Kenntnis einer Wahrheit muss in der Tat keineswegs hilfreich oder gar tröstlich sein, wie sich in der Eheberatung, der Schwerkrankenbegleitung etc. längst gezeigt hat. Die Wahrheit kann grausam sein. Ist demnach Hoffnung nur zu erhalten um den Preis einer Wahrheitsverbiegung? Ruht sie in dem sprichwörtlichen Sand, in den man den Kopf steckt, wenn man der Realität nicht ins Gesicht sehen will?

Wem fiele bei dieser bedrängenden Frage nicht eine Geschichte von *Leo Tolstoj* ein, die wegen ihres Weisheitsgehaltes hier (in einer Übersetzung von *W. Oettel)* wiedergegeben werden soll.

Geschichte von Leo Tolstoj:

Als die Wahrheit verstummte

„Was wäre die Welt ohne mich! Erst durch mich wird das Leben lebenswert!“ rief die Wahrheit, warf sich in die Brust und schritt stolz durch Städte und Dörfer, um auf dieser Erde dem falschen Schein, der Lüge, dem Trug den Kampf anzusagen.

Die Wahrheit kam in eine kleine Stadt und sah, wie eine Anzahl Kinder um ein Märchenbuch herumsaßen. Ein Kind las vor von Prinzen und Riesen und Zwergen und Kobolden, und aller Augen glänzten.

„Was in diesem Buche steht, ist alles Erfindung und Lüge!“ rief die Wahrheit. Da schwand plötzlich alle Freude aus den Gesichtern und Herzen der Kinder, und sie wurden still und traurig.

Die Wahrheit ging weiter. Auf einem Jahrmarkt sah sie, wie ein junger Mann an einer Glücksbude einen hell funkelnden goldenen Ring gewonnen hatte und ihn nun seiner Liebsten an den Finger stecken wollte.

„Ihr glaubt wohl, der Ring sei aus Gold?" sagte spöttisch die Wahrheit. „O nein, er ist nicht echt, er ist nur aus wertlosem Messing und wird bald seinen Glanz verlieren!" Da schwand plötzlich alle Freude aus den Gesichtern und Herzen der beiden Liebenden, und sie wurden still und traurig.

Die Wahrheit ging weiter. An einer Straßenecke saß ein Kind. Es sah blass, schwach und elend aus und hatte einen Buckel.„Du armes, verkrüppeltes Geschöpf", sagte die Wahrheit mitleidig, „ich wollte, du brauchtest diesen Buckel nicht zu tragen ..."

„Wieso?" erwiderte erstaunt das Kind. „In diesem Buckel innen drinnen sind ein Paar Flügel der Engel am Himmel. Du kannst es ruhig glauben, denn meine Mutter hat es mir selbst gesagt!" Und die Augen des Kindes strahlten.

Da wandte sich die Wahrheit ab und ging stumm von dannen ...

Sollen wir also im Rahmen der Gesundheitsförderung, bevor wir einem depressiv-machenden Realismus das Wort reden und den gebeugten, körperlich, psychisch oder sozial „verkrüppelten" Menschen, denen wir begegnen, die Hoffnung rauben, auch lieber verstummen?

Frankls Wiederentdeckung

Nein, es gibt zu den beiden diametralen Lehrmeinungen eine Alternative, die von Frankl zwar nicht entdeckt, aber für die Psychologie und Psychotherapie wiederentdeckt und in sie integriert worden ist. Entdeckt wurde und wird sie irgendwann einmal von jedem hoffnungserfüllten Menschen seit Jahrtausenden. Sie lautet: *Das Prinzip „Hoffnung" ist selbsttranszendent,* zu deutsch: sich selbst überschreitend. Die Hoffnung richtet sich nicht nur, wie bisher definiert, auf etwas Ungewisses und Wünschenswertes, sondern durchdringt beides in Leichtigkeit und tastet sich mit hauchfeinen Fühlern vor zum numinosen, alles Begreifen überragenden Sinn des Ganzen. Der Staatsmann *Václav Havel* hat dies in dem schönen Satz ausgedrückt: „Hoffnung ist nicht die Überzeugung, dass etwas gut ausgeht, sondern die Gewissheit, dass etwas Sinn hat – ohne Rücksicht darauf, wie es ausgeht". Ein erstaunlicher Satz, in dem aus dem Ungewissen, auf das sich die Hoffnung stets richtet, mit einem Male „Gewissheit" wird, und aus dem Wünschenswerten, das sie anpeilt, mit einem Male ein „egal, wie es ausgeht" wird. Das Prinzip Hoffnung ist hier auf eine Weise neu definiert, die das Prinzip Enttäuschung nicht mehr inkludiert!

Kein Wunder, dass der Seelenarzt und Philosoph Viktor E. Frankl auf diese Alternative gestoßen ist, er, der den Begriff „Selbsttranszendenz" geprägt hat im Zusammenhang mit der Beschreibung geistig-personaler Humanexistenz. Er, der so viele Kranke in Not und Verzweiflung, der so viele Elende und Sterbende gesehen hat, legte Zeugnis dafür ab, dass „de profundis", aus tiefster unbewusster Geistigkeit, dort, wo nicht mehr intellektualisiert und rationalisiert werden kann, etwas aufbricht im Menschen, auch im atheistischen Menschen, und sei es auf dem Totenbett, dass sich etwas durchringt und zutage tritt als ein restloses Vertrauen, das nicht weiß, wem es entgegengebracht wird noch worauf es vertraut, und das jedem Wissen um die infausteste Prognose trotzt[19]. Und er zitierte *Walter von Baeyer*, der (unter Berufung auf *Plügge*), in seiner „Psychologie am Krankenbett“[20] schrieb:

Zitat von Walter von Baeyer:

„Objektiv betrachtet ist keine Hoffnung mehr da. Der Kranke, der bei klaren Sinnen ist, müsste selbst gemerkt haben, dass er aufgegeben ist. Aber immer noch hofft er, hofft bis zum Ende. Worauf? Die Hoffnung solcher Kranken, die vordergründig eine illusionäre, auf Heilung in dieser Welt gerichtete sein kann und nur im verborgenen Grunde ihren transzendenten Sinngehalt ahnen lässt, muss im Menschsein verankert liegen, das nie ohne Hoffnung sein kann, muss vorausweisen auf eine künftige Vollendung, die zu glauben dem Menschen auch ohne Dogma angemessen und natürlich ist.“

Welch ein Kontrast wird hier offenbar zwischen jenen, die sich in der furchtbaren Schlussfolgerungskette „Hoffnung produziert Enttäuschung, und Enttäuschung produziert – im sie-vermeiden-Wollen – Hoffnungslosigkeit“ verstricken, und jenen, die hoffen wider alle Vernunft – im unbewussten Erahnen eines Verwiesenseins auf Vollendung! Überlegen wir, worin der Unterschied zwischen beiden Personengruppen liegt?

19 Viktor E. Frankl, „Der unbewusste Gott, Kösel, München, 7. Aufl. 1988, S. 74

20 Walter von Baeyer, „Gesundheitsfürsorge – Gesundheitspolitik“ 7, 1958, S. 197

Hoffnung und Geheimnis

Nun, die einen hoffen auf etwas *Bestimmtes*, das sie sich wünschen, und der Wunsch jagt die Angst in ihnen hoch, dieses Bestimmte könnte sich ihnen entziehen. Ihre Fixierung auf das Bestimmte ist der Brutherd ihrer Enttäuschung, auf die sie zusteuern. Die anderen hoffen auf etwas *Unbestimmtes*, Unreflektierbares, auf den verborgenen Sinn von Sein, der überall andocken kann, an jeder Bedingung und an jedem Umstand. Ihre Unfixiertheit macht sie angstfrei, gelöst und enttäuschungsunempfindlich. Die einen hoffen auf etwas *Realistisches oder Unrealistisches* und sind je nachdem erfreut oder enttäuscht. Die anderen hoffen auf etwas *Überrealistisches*, über die Realität und ihre Erfassbarkeit Hinausreichendes, in eine Überwelt Hineinreichendes jenseits der emotionalen Wellen von Lust und Gram. Die einen krallen, klammern, fordern hoffend ein Geschehnis ein, das sie beim Namen nennen können, und die anderen hoffen – auf ein Geheimnis. Ja, es darf in Anspielung auf das Franklwort, demzufolge die einzige angemessene Haltung einem unabänderlichen Leid gegenüber das Hiob'sche „Sich beugen vor dem Geheimnis" ist[21], gesagt werden: *echtes Hoffen ist ein Hoffen auf das Geheimnis.* Wobei Geheimnis nicht Illusion meint, sondern Wahrheit in Metaebene.

Einer Metaebene, in der, um den Bogen zu Tolstojs Geschichte zurückzuspannen, die märchenverdichtete Kinderwelt der Riesen und Zwerge lebendiger sein könnte als unsere triste Erwachsenenwelt. In der ein Ring der Liebe kostbarer sein

21 Viktor E. Frankl, „Logotherapie und Existenzanalyse", Quintessenz, München, 1994, S. 138

könnte als viele Goldbarren, und in der ein buckliges Mädchen dem Himmel näher sein könnte als wir vermuten.

Wie aber kommt es zu den unterschiedlichen Positionen der beiden Personengruppen? Vielleicht reicht eine schlichte Erklärung. Wer selbsttranszendent lebt, was soviel bedeutet wie: seinem Wesen entsprechend selbstvergessen, weltoffen, hingebungsvoll, vielseitig und weitherzig, der versteht auch die Hoffnung als ein selbsttranszendentes Phänomen. Wer hingegen egozentrisch lebt, was soviel bedeutet wie: nicht „wesentlich", sondern permanent um sich bangend, an sich raffend, in sich verkrochen, engstirnig und kleinlich, der erkennt Hoffnung nur in ihrem Gerichtet-Sein auf Ungewisses und Wünschenswertes und lässt sie bei der alsbald daraus resultierenden Enttäuschung fallen. Wiederum ist es kein Wunder, dass Viktor E. Frankl auf Grund dieser Einsichten sein gesamtes Therapieprogramm darauf abgezielt hat, des Menschen Fähigkeit zur Selbsttranszendenz zu intensivieren …

Tragischer Optimismus

Womit wir bei der Frage angelangt sind, welche Hilfestellungen – durchaus auch im Rahmen der heute favorisierten Gesundheitsförderung – aus seinem Gedankengut zu gewinnen sind, um jene Personengruppe zu stützen, die in Gefahr ist, von Enttäuschung zu Enttäuschung hineinzuschlittern in eine Hoffnungslosigkeit, unter deren Dach Gesundheit letztlich gleichgültig, wenn nicht gar überflüssig erscheint. Was kann katalytisch mitbewirken, dass „de profundis" etwas aufbricht im Menschen, ein restloses Vertrauen – ? Viktor E. Frankl hat seine diesbezüglichen Vorstellungen unter dem Begriff „tragischer Optimismus" subsumiert. Sie bilden gleichsam einen Kontrapunkt zur psychologischen Abfederung von „realistischer Depression" durch Hoffnungsabsenkung oder Illusionsgestattung. Was ihm vorschwebte, erläuterte er 1983 in einem Festvortrag[22] folgendermaßen:

Zitat von Viktor E. Frankl:

„Zunächst einmal wird es selbstverständlich darauf ankommen, dem Leben, wie es ist, ins Gesicht zu sehen ... Darüber hinaus wird es aber auch auf mehr ankommen: darauf, selbst noch aus den ‚negativen Aspekten', ja vielleicht gerade aus ihnen etwas Sinnvolles ‚herauszuschlagen', und sie solcherart in etwas Positives zu transformieren: das Leid in Leistung – die Schuld in Wandlung – den Tod in einen Ansporn zu verantwortlichem Tun. So oder so: irgendwie muss es auch noch angesichts der tragischen Aspekte unseres Daseins die Möglichkeit geben, das Beste daraus zu machen; ‚das Beste' jedoch heißt auf lateinisch ‚Optimum', und jetzt verstehen Sie, wie ich auf den Ausdruck ‚tragischer Optimismus' gekommen bin."

Dem Text ist ein Mehrfaches zu entnehmen. Bereits die ersten Zeilen sind eine Absage an die „Kopf-in-den-Sand-Lösung", wie sie ein verflachtes „positives Denken" zur Umgehung „realistischer Depressionen" vorschlägt. Nein, dem Leben mitsamt seinen negativen Aspekten ins Gesicht sehen, heißt die logotherapeutische Devise, oder besser: eine Teildevise,

22 Viktor E. Frankl, „Der leidende Mensch", Piper, München, 1990, S. 79/80

denn: es kommt auf mehr an. Auf ein Bestes, das aus dem wahrgenommenen Negativum zu holen, herauszuschlagen ist, das ihm somit *innewohnt*, weil es sonst aus ihm gar nicht herausholbar, herausschlagbar wäre. Das verborgene, geheimnisvolle „Optimum in der Tragik" – schon haben wir mit seiner Bewusstmachung den Schritt ins selbsttranszendente, geradezu „tragiktranszendente" Hoffen vollzogen, nämlich in ein Hoffen darauf, dass durch alle Tragik, Enttäuschungen und zu Bruch gegangenen Hoffnungen unseres Lebens hindurch nicht nur irgendetwas Gutes, sondern ein Bestes, ein Optimum zu erlangen und zu verwirklichen ist. Dass solches überhaupt da ist, am Grunde der Tragik schimmernd, den Schmerz an ihr durchglühend und den Betroffenen zu seinem höchsten Menschsein rufend.

Lassen wir uns dazu von einem literarischen Beispiel von Ulrich Stryjewski[23] berühren:

Nacherzählung der Geschichte von Ulrich Stryjewski:

Der Autor schildert in seiner Geschichte die Begegnung mit einem alten Lappen in der norwegischen Finnmark. Dieser wohnt in einem Zelt und bietet an der Straße Rentierfelle und Geweihe an. Er ist alt, klein und hat ein runzeliges Gesicht, das durch eine hässliche, breite Narbe in zwei Hälften geteilt ist, eine abgestorbene und eine bewegliche. Der Lappe lädt den Touristen Stryjewski zu einer Schale Kaffee ein.

Von da ab besucht ihn Stryjewski jedes Jahr im Sommer,

23 Ulrich Stryjewski, „Tysker – trink Kaffee!" im Chr. Hauskalender „Immergrün 1996", 85. Jahrgang, Quell, Stuttgart 1996, S. 77 / 78

wenn er durch das Land reist. Er beginnt, sich allmählich für den Alten zu interessieren, der auch andere Reisende ohne viele Worte labt. Schließlich erfährt er von den Rentiermännern im Gebirge, dass der Lappe kurz nach dem Krieg einen deutschen Touristen aus einem eisigen Gebirgsfluss gezogen, und einen zweiten aus dem Schneesturm befreit hat. Stryjewski, selbst ein Deutscher, betrachtet den Lappen mit steigender Hochachtung. Er möchte gerne wissen, was es mit dessen Narbe auf sich hat, aber der Lappe schweigt. Erneut wendet sich Stryjewski an die Rentiermänner im Gebirge, doch auch sie zögern. Bis der Jüngste von ihnen mit der Auskunft herausplatzt: „Ein Deutscher schlug ihn nieder – mit dem Gewehr". Plötzlich erinnert sich Stryjewski, davon gehört zu haben, dass die Deutschen im Herbst 1944 auf dem Rückzug die ganze norwegische Finnmark in Brand gesteckt haben. „Ein Deutscher?" wiederholt er beklommen. Die Rentiermänner wechseln die Blicke untereinander. Einer sagt: „Der Lappe war dagegen, dass man seine Rentiere schlachtete und seine Behausung anzündete. Die Rentiere waren sein ganzes Vermögen. Und in der Behausung waren seine Frau, seine Söhne und Töchter". Dann sagten sie nichts mehr.

Der Bericht des Autors endet so: „Auf der Heimfahrt betrat ich noch einmal das Zelt des Lappen am Straßenrand. Ich setzte mich auf das löchrige Rentierfell und sah auf die welken Hände, die mir die Schale mit dem Kaffee reichten. Ich suchte nach Worten, aber ich fand keine. Der alte Mann lächelte. Das Lächeln teilte sein Gesicht in zwei Hälften, in eine ewig steinerne und eine erschreckend lebendige. „Deutscher", sagte er leise, „trink Kaffee!"

Wie hat doch Viktor E. Frankl seinen „tragischen Optimismus" umschrieben? „... irgendwie muss es auch noch angesichts der tragischen Aspekte unseres Daseins die Möglichkeit geben, das Beste daraus zu machen ..." – ein alter Lappe aus der norwegischen Finnmark steht als Beweis für die Gültigkeit dieser Behauptung zur Verfügung, und mit ihm eine Reihe unbekannter und in keinen literarischen Dokumenten gewürdigter Menschen aller Zeiten, die wie er auf der Basis dramatischer Ereignisse „das Beste" aus sich herausgehofft und in die Welt hinein gelebt haben. Wie haben sie es geschafft?

Nun, ich habe erwähnt, dass ich einmal ein Jahr lang meine Patienten befragt habe, wann sie in ihrem Leben ein Stück Hoffnung verloren haben, und dass mir die meisten geantwortet haben: „Nach einer bitteren Enttäuschung". Noch nicht erwähnt habe ich, dass ich damals mit einer weiteren Frage anschloss: „Bitte sagen Sie mir, wann Sie nach einer bitteren Enttäuschung Ihre Hoffnung *dennoch nicht* verloren haben?" Worauf die häufigste Antwort, auf einen gemeinsamen Nenner gebracht, war: „Dann, wenn ich mich auf Werte besonnen habe, die mir Kraft gaben". Könnte es sein, dass der Lappe aus Stryjewskis Bericht genau dies und nichts anderes nach dem Kriege gemacht hat? Sich auf Werte besonnen hat, die nicht niederbrennbar waren, Werte des Mutes – z. B. des eigenen –, Werte der Gerechtigkeit – z. B. einer Nation gegenüber, die nicht als ganzes Kollektiv zu verdammen ist –, Werte der Versöhnung – z. B. in winzigen und doch grandiosen Gesten –, Werte der Menschlichkeit? Es sieht so aus, dass Enttäuschung überwindbar wird in der Besinnung auf Werte. Auf Werte, die laut Frankl zu einem höchsten Wert, einem letzten Sinn hin konvergieren, was überhaupt erst ein „restloses Vertrauen" ermöglicht, eben ein „Hoffen auf das Geheimnis".

Zusammenschau

Hoffnung zieht Enttäuschung nach sich. Enttäuschung tut weh. Manche flüchten in die Hoffnungslosigkeit. Sie erstarren in „realistischer Depression" mit entsprechenden gesundheitlichen Schäden. Manche besinnen sich auf Werte. Sie erstarken in „tragischem Optimismus" und verlieren die Hoffnung nicht. Im Gegenteil, sie wachsen zu einem selbsttranszendenten Hoffen heran, was sie gesundheitlich beschirmt und beschützt. Wie sehr es das tut, brachte Frankl in seiner autobiographischen Skizze zum Ausdruck[24], in der er mit Blick auf das Frühjahr 1945 schrieb:

Zitat von Viktor E. Frankl:

„Was mich persönlich anlangt, bin ich überzeugt, dass zu meinem Überleben nicht zuletzt meine Entschlossenheit beigetragen haben mag, das verlorene Manuskript meines 1. Buches „Ärztliche Seelsorge" zu rekonstruieren. Ich begann damit, als ich an Fleckfieber erkrankt war und mich auch des Nachts wach halten wollte, um nicht einem Gefäßkollaps zu erliegen. Zu meinem 40. Geburtstag hatte mir ein Kamerad einen Bleistiftstummel geschenkt und ein paar winzige SS-Formulare herbeigezaubert, auf deren Rückseite ich nun – hoch fiebernd – stenografische Stichworte hinkritzelte, mit deren Hilfe ich das Buch zu rekonstruieren gedachte."

24 Viktor E. Frankl, „Die Sinnfrage in der Psychotherapie, Piper, München, 1994, S. 160 / 161

Kein Zweifel, Frankl hat damals genau gewusst, dass seine Überlebenschance und damit die Publikationschance seines Buches minimal waren. Aber er hoffte über Buchpläne und Lebensgrenze hinaus, indem er *sein* Bestes einsetzte, die beste Geisteskraft, die er noch besaß, in der Rückbesinnung auf den Wert wissenschaftlicher Erkenntnisse, welche er, wenn möglich, der Nachwelt überlassen wollte, und wenn nicht möglich, zu seinem Abschiedsgeleit erwählte. Selbst im nächtlichen Fieberdelirium hatte Hoffnungslosigkeit – etwa wegen der Enttäuschung über den Verlust seines Erstlingswerkes – keinen Platz in ihm; und er genaß.

Zweifache Wertebesinnung

Meiner klinischen Erfahrung nach sind es zwei Arten von Wertebesinnung, die für einen „tragischen Optimismus" besonders aufschließen. Zum einen die Besinnung auf *die eigenen Fähigkeiten*, die immer noch vorhanden und entwickelbar sind. Sie stehen in direkter Verbindung mit dem Optimum, das ein Mensch sich in der Tragik noch abzuringen versuchen kann. Selten tritt totale Hilflosigkeit ein, eine totale Lähmung aller Ausdrucks- und Wirkräume des Lebens. Häufiger bleibt trotz des Niedergangs einer Hoffnung vieles intakt. Gesammelte Erfahrungen, angeborene Begabungen und individuelle Neigungen werden nicht mit eingebüßt. Wer auf sie zurückgreift, steht nicht mit leeren Händen da, sondern hält gutes Material in Händen, das sich zu Neuem formt.

Der alte Lappe aus der Finnmark besaß auch nach dem großen Schicksalsschlag noch Körperkraft und setzte sie zur Rettung verirrter Touristen ein. Er wusste noch Bescheid über Rentiere und verkaufte ihre Felle. Der 40jährige Frankl hatte trotz schwächlichster Konstitution noch seine Texte im Kopf, seine wichtige Botschaft an die Fachwelt, und legte sie im Stenogramm nieder. Wenn in der modernen Gerontologie von der „Optimierung selektiver Kompetenzen" gesprochen wird, was heißt, der alternde Mensch möge die Restfunktionen seines Organismus zu erhalten und auszubauen trachten, ist Ähnliches gemeint. Unabhängig vom Alter jedoch ist auch eine herbe Enttäuschung ein hervorragender Anlass, bei sich selbst „Kompetenzinventur" zu machen und das Kostbarste, das sich darunter findet, auf Hochglanz zu polieren.

Wobei ich eine Kompetenz extra hervorheben möchte, weil sie das Tor zum selbsttranszendenten Hoffen aufstößt wie kaum eine andere, nämlich die Kompetenz *verlieren zu können*. Bei jedem Spiel muss man verlieren können. Bei jedem sportlichen Wettkampf muss man verlieren können. Wer es nicht kann ohne Desperation und Resignation beraubt sich sämtlicher Spiel-, Übungs- und Sportfreuden und wird zum Außenseiter. Und wer im Leben nicht verlieren kann, steht genauso „draußen". Verlieren-Können ist eine Kompetenz, die bei der Besinnung auf eigene Fähigkeiten bzw. Restfähigkeiten auf jeden Fall optimiert werden sollte im Interesse eines „tragischen Optimismus".

Daneben gibt es noch eine andere Art von Wertebesinnung. Eine, die das „Optimum" um sich herum und über sich sucht, und das Beste, das (in der Diktion Frankls) aus einer tragischen Situation herauszuholen, herauszuschlagen ist, *in einer standhaften Beziehung dazu* versteht. Es ist eine Besinnung auf die Absenz von Übeln und nicht bloß auf die Präsenz von Übeln. Ein schwieriges Unterfangen, gewiss, weil biologisch nicht in uns eingebaut. Gesundheit fällt nicht auf – Krankheit fällt auf! Schmerzfreiheit wird nicht registriert – Schmerz wird registriert! Die Körpersirenen ertönen wie die Fliegeralarmsirenen nicht im Frieden, sondern im Krieg. Wer trotzdem seine Wahrnehmung für das noch Gesunde, Erfreuliche und Friedliche schärft, das neben zertrümmerten Hoffnungen existiert – *auch* existiert, ist zu beneiden.

Der alte Lappe und Frankl haben ihr Leben ein zweites Mal geschenkt bekommen. Gnade hat über ihnen gewaltet. Vor allem aber *wussten* beide darum und schätzten es wert. Das rettete sie vor Schlimmerem als dem Tod: vor einem Zweitleben voller Hass, Wut und Bösartigkeit.

Glauben an einen tieferen Sinn

Ich habe mit meinen Patienten einmal eine spannende Übung durchgeführt. Sie sollten die wertvollsten Ereignisse ihres Lebens rekapitulieren. Sie sollten die Gnade, die über ihnen gewaltet hatte, „fokussieren“, um einen modernen terminus technicus zu gebrauchen. Prächtige Leistungen und glückliche Fügungen kamen zum Vorschein. Aber auch schwere Zeiten, die durchgestanden worden waren, und dank denen die Patienten in ihrem Werdeprozess weitergebracht worden waren. Ich fragte sie: „War Ihnen schon während jener schweren Zeiten klar, dass Sie weitergebracht wurden, wie Sie sagen?" „Kein bisschen", verneinten sie übereinstimmend, „erst im nachhinein ..." „Und wenn Sie jetzt in eine schwere Zeit hineingeraten würden?", hakte ich ein. „Ja, dann", antworteten sie nachdenklich, „würde uns derlei auch nicht klar sein. Wir könnten nur daran *glauben*, dass es uns wieder ein Stück weiterbringen wird. Dass es aus späterer Perspektive sinnreicher aussehen wird als jetzt."

Daran glauben, dass alles einen verhüllten, tieferen Sinn hat, was auch geschieht, und wann es sich auch enthüllen mag – *das* ist „tragischer Optimismus" in Reinkultur. In ihm löst sich der Widerspruch zwischen tragischer Realität und optimistischer Einschätzung völlig auf. Weshalb ich die metaphorische Behauptung wage, dass die Wahrheit, von Tolstoj mit einem Verstummungsgebot belegt, in der Konzeption Frankls wieder zu uns sprechen darf. Sprechen darf aus jener Metaebene heraus, auf die hin sich jede echte Hoffnung selbst transzendiert und vorauseilt der Geistseele des Menschen, die in ihrem „Verwiesensein auf Vollendung" nachkommen mag.

Wie trefflich hat doch *Ernst Ginsberg* dies ausgedrückt in seinem Gedicht „Augenschein":

Zur Nacht hat der Sturm alle Bäume entlaubt.
Sieh sie an, die knöchernen Besen!
Ein Narr, wer bei diesem Anblick glaubt,
es wäre je Sommer gewesen.

Und ein größerer Narr, wer träumt und sinnt,
es könnte je wieder Sommer werden –
Und grad diese gläubige Narrheit, mein Kind,
ist die sicherste Wahrheit auf Erden.

Über die Autorin

Dr.habil. Elisabeth Lukas, geboren 1942 in Wien, ist Schülerin von Prof. Viktor E. Frankl. Als Klinische Psychologin und approbierte Psychotherapeutin spezialisierte sie sich auf die praktische Anwendung der Logotherapie, die sie methodisch weiterentwickelte. Nach 13-jähriger Tätigkeit in Erziehungs-, Familien- und Lebensberatungsstellen übernahm sie 1986 die fachliche Leitung des von ihrem Mann und ihr gegründeten „Süddeutschen Instituts für Logotherapie GmbH" in Fürstenfeldbruck bei München, die sie 17 Jahre lang inne hatte. Nach ihrer Rückkehr in die Heimat arbeitete sie 5 Jahre lang weiterhin als Hochschuldozentin (zuletzt als Lehrbeauftragte der Donau-Universität Krems). Zur Zeit ist sie noch als Lehrtherapeutin beim österreichischen Logotherapie-Ausbildungsinstitut ABILE tätig

Vorträge und Vorlesungen auf Einladung von mehr als 50 Universitäten (darunter länger andauernde Lehraufträge an den Universitäten München, Innsbruck und Wien) sowie Publikationen in 17 Sprachen machten sie international bekannt.

Ihr Werk ist mit der Ehrenmedaille der Santa Clara University in Kalifornien für herausragende Verdienste auf dem Gebiet der Psychologie und mit dem großen Preis des Viktor-Frankl-Fonds der Stadt Wien ausgezeichnet worden.

Empfohlene Bücher der Autorin

Von Elisabeth Lukas sind seit den 80er-Jahren – inklusive der fremdsprachigen Übersetzungen – 104 Bücher erschienen. Ein Teil davon ist bereits vergriffen.

In der nachstehenden Liste sind ihre **derzeit im Buchhandel erhältlichen deutschsprachigen Bücher** zusammengestellt:

Alles fügt sich und erfüllt sich. Logotherapie in der späten Lebensphase, Profil, München, erw. Neuauflage 2010

Auf dass es dir wohl ergehe. Lebenskunst fürs ganze Jahr, Kösel, München, 2006

Auf den Stufen des Lebens, überarbeitete Neuausgabe mit dem Untertitel „Aus dem Erfahrungsschatz einer Psychologin" als eBook, Satzweiss.com Print Web Software GmbH, Saarbrücken 2011

Binde deinen Karren an einen Stern. Was uns im Leben weiterbringt, Neue Stadt, München, 2011

Dein Leben ist deine Chance. Anregungen zu einer sinnvollen Lebensgestaltung, Neue Stadt, München, 2008 (auch als ebook)

Den ersten Schritt tun. Konflikte vermeiden – Frieden schaffen, Kösel, München, 2008 (auch als ebook)

Der Freude auf der Spur. Sieben Schritte, um die Seele fit zu halten, Neue Stadt, München, 2010, 1. Nachdruck 2010

Der Schlüssel zu einem sinnvollen Leben. Die Höhenpsychologie Viktor E. Frankls, Kösel, München, 2011 (auch als ebook)

Der Seele Heimat ist der Sinn. Logotherapie in Gleichnissen von Viktor E. Frankl, Kösel, München, 5. Auflage 2011

Heute ist der erste Tag vom Rest deines Lebens. Schritte zu einer erfüllten Existenz, Quell, Gütersloh, 2007

In der Trauer lebt die Liebe weiter mit Fotos von Rita Briese, Kösel, München, 6. Auflage 2009

Konzentration und Stille. Logotherapie bei Tinnitus und chronischen Krankheiten mit einem Beitrag von Helmut Schaaf, Profil, München, 3. Auflage 2005

Lebensstil und Wohlbefinden. Seelisch gesund bleiben – Anregungen aus der Logotherapie, Profil, München, erw. 3. Auflage 2010

Lehrbuch der Logotherapie. Menschenbild und Methoden, Profil, München, erw. 3. Auflage 2006

Sehnsucht nach Sinn. Logotherapeutische Antworten auf existentielle Fragen, Profil, München, 3. Auflage 2004

Spannendes Leben. In der Spannung zwischen Sein und Sollen – ein Logotherapiebuch, Profil, München, 3. Auflage 2003

Spirituelle Psychologie. Quellen sinnvollen Lebens, Kösel, München, 5. Auflage 2006

Verlust und Gewinn. Logotherapie bei Beziehungskrisen und Abschiedsschmerz, Profil, München, erw. 2. Auflage 2007

Viktor E. Frankl. Arzt und Philosoph, Profil, München, 2005

Wertfülle und Lebensfreude. Logotherapie bei Depressionen und Sinnkrisen, Profil, München, erw. 4. Auflage 2011

Ein Verzeichnis von Tonkassetten und CDs mit Vorträgen von Elisabeth Lukas kann beim Auditorium Netzwerk (Habspergstraße 9a, D-97379 Müllheim / Schwarzwald) angefordert werden.

Elisabeth Lukas

LEHRBUCH DER LOGOTHERAPIE

Menschenbild und Methoden

290 Seiten, Gb – 21 x 14,8 cm

3., erweiterte Neuauflage

ISBN 978-3-89019-585-8

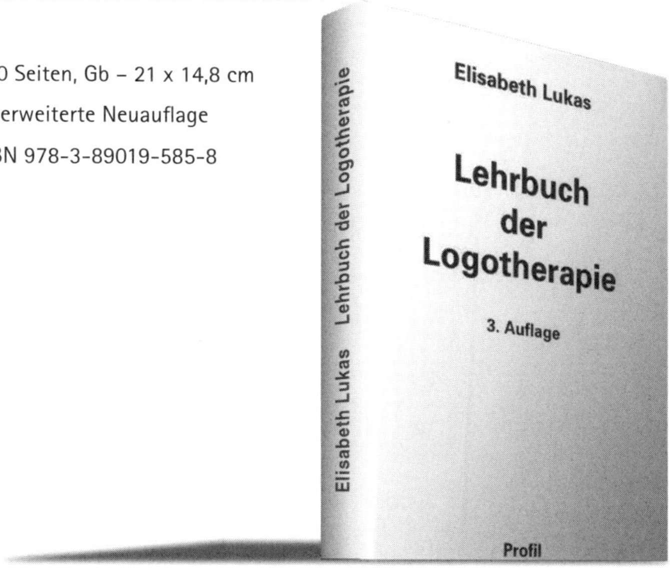

Das weltweit einzige Lehrbuch der Logotherapie Viktor Frankls - Jetzt in der dritten erweiterten Auflage

In komprimierter und dennoch präziser Weise wird zum erstenmal in Lehrbuchform die anthropologische Grundlage des Gedankengebäudes von Viktor E. Frankl (1905–1997), des weltberühmten Begründers der Existenzanalyse und Logotherapie, systematisch vorgestellt. Dadurch wird der Leser zu den sich daraus ergebenden methodischen Ansätzen dieser faszinierenden "Lebensschule" und "Dritten großen Schule der Psychotherapie" geleitet. Lebensprobleme, psychische Krisen, aber auch schwere psychische Erkrankungen in Verbindung zu somatischen Prozessen werden diskutiert, die speziell logotherapeutischen Lösungs- und Linderungsmöglichkeiten dazu vorgestellt. In diesem Lehrbuch ist die logotherapeutische Nomenklatur bereits in die moderne Klassifikation seelischer Störungsbilder nach ICD–10 integriert worden. –

Die dritte Auflage enthält ein neues Kapitel: "Vom–Sich–gut–entscheiden können".

Elisabeth Lukas

ALLES FÜGT SICH UND ERFÜLLT SICH

Logotherapie in der späten Lebensphase

80 Seiten, 19 x 12,5 cm

1. Auflage

ISBN 978-3-89019-682-4

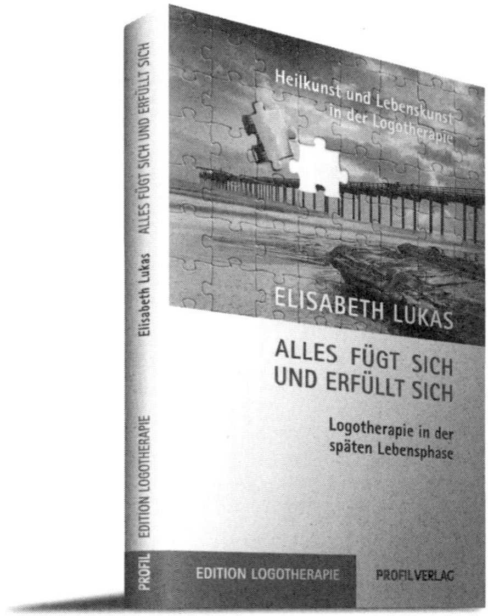

Dieses Buch lädt dazu ein, das Geheimnis sinn-erfüllten Lebens zu entdecken.

Auf der Grundlage der von Viktor E. Frankl begründeten Logotherapie entfaltet Elisabeth Lukas, die bekannte Autorin und Psychotherapeutin, verständlich und nachvollziehbar die verschiedenen Möglichkeiten der Sinnfindung imLeben – sogar angesichts der Vergänglichkeit des Lebens.

Die Autorin ermutigt zu einem kreativen Umgang mit der eigenen Lebensgeschichte und zu einer versöhnlichen Rückschau und sie weckt Freude an der persönlichen „Lebensernte".

Heilkunst und Lebenskunst in der Logotherapie • Band 8